Ouvrages transversaux

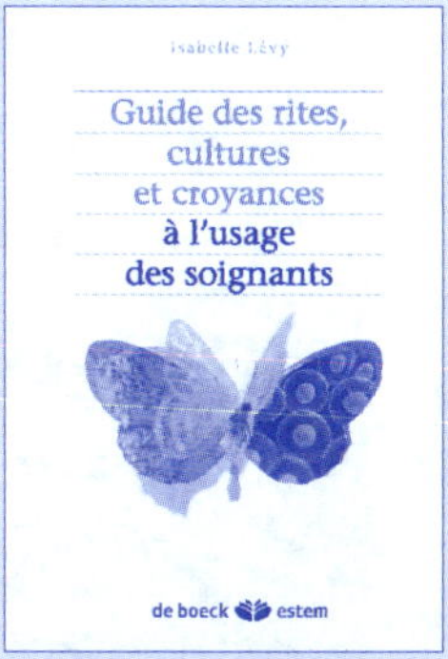

Guide des rites, cultures et croyances à l'usage des soignants

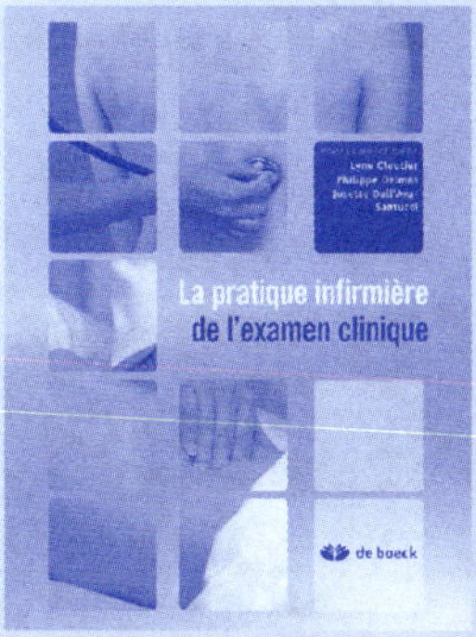

La pratique infirmière de l'examen clinique

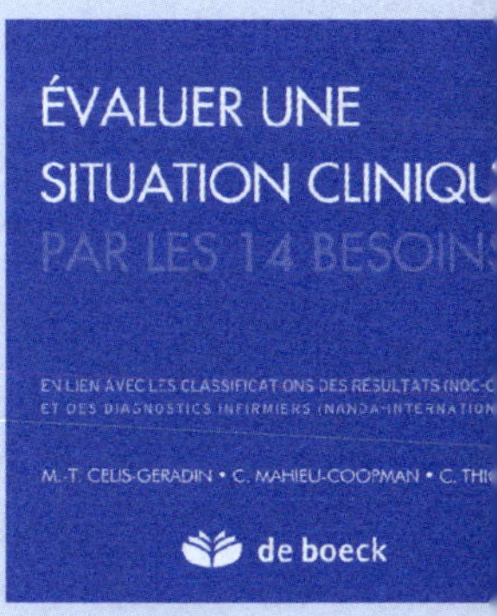

Évaluer une situation clinique les 14 besoins

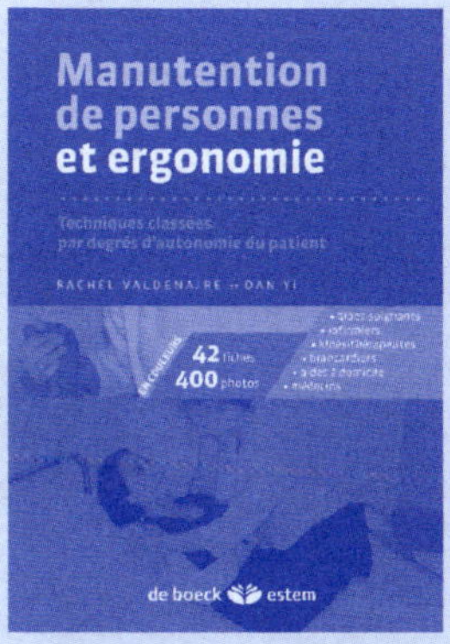

Manutention de personnes et ergonomie

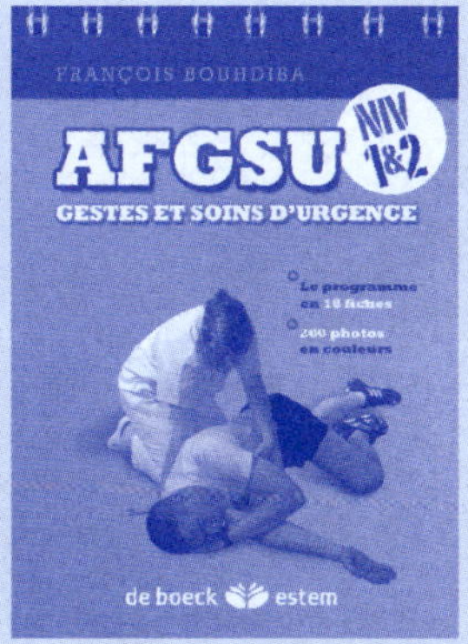

AFGSU - Geste et soins d'urgence

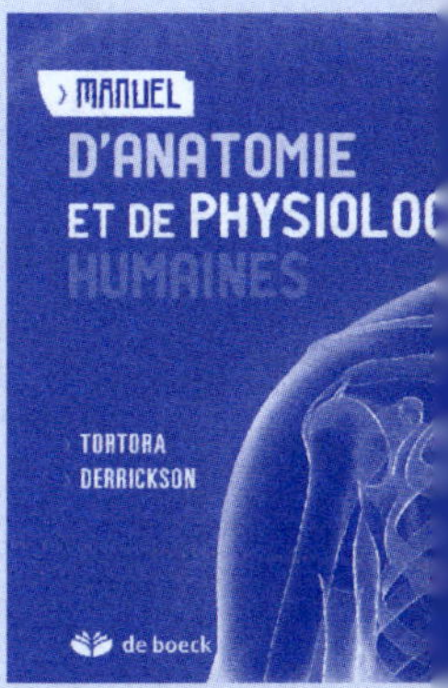

Manuel d'anatomie et physiologie humaine

RÉUSSIR SON STAGE INFIRMIER EN PÉDIATRIE

Avec la collaboration de Florence Couderc

estem · Vuibert

L'éditeur remercie Florence Couderc, cadre puéricultrice formatrice à l'IFSI de Nevers, pour sa contribution à l'élaboration de cet ouvrage.

Illustrations
© A.C.R. : Anne-Christel Rolling
© C.K. : Caroline Koehly
Intérieur : CB Defretin
ISBN 978-2-84371-725-3

Sommaire

Introduction

Ce document est destiné à vous aider à préparer, investir et réussir votre stage en pédiatrie et à progresser dans l'acquisition de vos compétences.

« La compétence est la mobilisation ou l'activation de plusieurs savoirs dans une situation et un contexte donné » (Guy Le Boterf).

Il existe plusieurs types de savoirs :

- les savoirs théoriques (savoir comprendre, savoir interpréter) ;
- les savoirs procéduraux (savoir comment procéder) ;
- les savoir-faire procéduraux (savoir procéder, savoir opérer) ;
- les savoir-faire expérientiels (savoir y faire, savoir se conduire) ;
- les savoir-faire sociaux (savoir se comporter, savoir se conduire) ;
- et les savoir-faire cognitifs (savoir traiter de l'information, savoir raisonner, savoir nommer ce que l'on fait, savoir apprendre).

Ce livret de stage comprend diverses parties, en lien avec les 3 premiers types de savoirs évoqués ci-dessus. Les autres savoirs ne peuvent s'écrire facilement de façon livresque et générale. Ils s'élaborent dans l'action et la réflexion sur l'action. Vous les développez lors de l'analyse de votre pratique et des situations de soins, avec vos tuteurs et formateurs, quand vous faites preuve d'autoévaluation et de réflexivité.

La première partie expose la spécificité du stage en pédiatrie : la présentation d'un service de soins, les professionnels qui y travaillent, les types de patients accueillis, les pathologies traitées, les activités infirmières spécifiques. Bien connaître la spécialité du service vous permettra de réfléchir à la façon dont les compétences pourront être validées dans ce stage et facilitera l'écriture de vos objectifs de stage.

La deuxième partie concerne les savoirs théoriques : elle aborde les notions essentielles de sémiologie, puis les principales pathologies avec pour chacune les éléments de base pour comprendre et agir, c'est-à-dire les signes cliniques et examens demandés pour le diagnostic ainsi que la stratégie de prise en charge.

La dernière partie traite des savoirs et savoir-faire procéduraux : pour accompagner votre apprentissage pratique, elle présente des fiches « repères de soins », bases incontournables à la réalisation des différents soins dans le respect des règles d'hygiène, d'asepsie et de sécurité requises. Toutefois, parce qu'il n'existe pas une seule technique de soins et qu'au fur et à mesure vous trouverez votre propre gestuelle, chaque fiche est à considérer juste comme un repère. Elle ne doit pas vous enfermer dans une technique à laquelle vous ne pouvez déroger. Le plus important est que vous teniez compte du contexte de chaque situation clinique, que vous réfléchissiez à la manière dont vous réalisez l'activité de soins et pourquoi vous vous y prenez d'une telle façon plutôt que d'une autre.

Enfin, vous trouverez **en annexe** un exemple de prise en charge d'un patient en pédiatrie.

SPÉCIFICITÉS DU STAGE EN PÉDIATRIE

Partie 1

Présentation du lieu de stage

1. FAMILLE DE STAGE

La pédiatrie regroupe tous les services qui s'intéressent à l'enfant de sa naissance à la fin de l'adolescence. Un stage de pédiatrie peut donc correspondre à différents types de stage :
- **soins de courte durée** : pédiatrie néonatale (réanimation, soins intensifs ou pédiatrie), pédiatrie générale, chirurgie pédiatrique, médecine pédiatrique, réanimation pédiatrique, urgences pédiatriques...
- **soins de longue durée et soins de suite et de réadaptation** : centre de rééducation pédiatrique ;
- **lieux de vie** : crèche, école, collège, lycée, institut médicoéducatif...
- **soins en psychiatrie et santé mentale** : pédopsychiatrie.

À noter que la pédopsychiatrie, plutôt reliée à l'ouvrage *Réussir son stage infirmier en Psychiatrie*, ne sera pas abordée dans cet ouvrage.

2. PRÉSENTATION GÉNÉRALE DU SERVICE

La pédiatrie aborde 4 grands domaines :
- **la néonatalogie** correspond aux services de réanimation néonatale, de soins intensifs néonatals, pédiatrie néonatale ;
- **la pédiatrie** correspond aux services de médecine, chirurgie, réanimation et urgences pédiatriques ;
- **les soins longue durée** correspondent aux services et établissements de rééducation pédiatrique ;
- **les lieux de vie** correspondent aux crèches, écoles, collèges et lycée.

2.1. Horaires

Ils varient en fonction du lieu d'exercice. En milieu hospitalier ils peuvent être organisés en « 8 heures » (6h30-14h30/13h30-21h30/21h30-6h30, par exemple) ou en « 12 heures » (8 h-20 h/20 h-8 h, par exemple). Dans les lieux de vie, l'infirmière peut avoir des horaires dits « de journée » : 8h30-16h30, par exemple.

À noter qu'en crèche, l'infirmière (le plus souvent puéricultrice) a le rôle de directrice.

2.2. Organisation

Elle est également très variable. En pédiatrie générale (médecin ou chirurgie), l'organisation est proche de celle des services d'adultes : la majeure partie des soins est réalisée le matin, la visite du pédiatre se fait dans la matinée... La différence essentielle repose sur la présence des parents dans le service, mais aussi pendant les soins (tout ou partie).

D'autre part, dans les services dits « de longue durée », les enfants peuvent être scolarisés dans l'établissement ou à l'extérieur. Les plus jeunes peuvent avoir des activités en clubs éducatifs. Ces paramètres sont donc pris en compte dans la planification des actions : un soin habituellement réalisé le matin peut, par exemple, être programmé en fin de nuit (pour que l'enfant soit prêt pour l'école) ou en fin de journée.

3. PROFESSIONNELS DE SANTÉ ÉVOLUANT DANS CE SERVICE

Le personnel est généralement constitué de :
- médecins pédiatres ;
- internes en pédiatrie ;
- cadre de santé puéricultrice (parfois sage-femme) ;
- IDE (infirmières diplômées d'État), parfois des sages-femmes ;
- IPDE (infirmières puéricultrices diplômées d'État) ;
- AP (auxiliaires de puériculture), parfois des AS (aides-soignantes) ;
- MKDE (masseurs kinésithérapeutes diplômés d'État) ;
- pédopsychiatres ;
- psychologues ;
- diététiciennes ;
- assistantes sociales.

Au-delà du personnel rattaché au service, les enfants peuvent être accompagnés par des animateurs socioculturels, des professeurs des écoles et/ou des bénévoles.

Situations de soins

1. PATHOLOGIES LES PLUS FRÉQUENTES SELON LE SERVICE ET LE TYPE DE PATIENT

Types de service	Patients	Pathologies les plus fréquentes
Néonatalogie	**Nouveau-nés prématurés ou à terme, parents**	– Détresses respiratoires – Infections néonatales – Ictère néonatal – Prématurité – Retard de croissance intra-utérin
Pédiatrie	**Nourrissons, enfants, adolescents, parents**	– Affections ORL – Asthme – Bronchiolites – Déshydratations – Diarrhées, vomissements – Fractures – Gastro-entérites – Maladies infectieuses – Mucoviscidose
Soins de longue durée		– Asthme – Brûlures – Cancers – Diabète – Infirmités motrices et cérébrales – Mucoviscidose – Ostéochondrites de hanche – Séquelles d'accidents de la vie – SIDA
Lieux de vie		– Affections ORL – Diabète – Gastro-entérites

2. EXPLORATION FONCTIONNELLE EN NÉONATALOGIE : L'ETF

Comme son nom l'indique, l'échographie transfontanellaire (ETF) permet d'obtenir des images du cerveau au travers de la fontanelle. C'est une méthode d'exploration non invasive et non douloureuse couramment utilisée en néonatalogie et en pédiatrie chez les nourrissons.

Les fontanelles sont des espaces membraneux situés entre les os du crâne, qui permettent le développement cérébral. On distingue la fontanelle antérieure (ou grande fontanelle) située entre les os frontaux et pariétaux, et la fontanelle postérieure (ou petite fontanelle) située entre les os pariétaux et occipitaux. L'échographie tranfontanellaire se fait le plus souvent à partir de la fontanelle antérieure.

Ce soin est réalisé par le médecin qui, après l'application d'un gel, appose la sonde sur le crâne. L'exploration peut être morphologique et/ou vasculaire. Elle permet la visualisation des lésions hémorragiques et anoxo-ischémiques (pour ces dernières, l'ETF est le plus souvent complétée par une IRM). Elle peut aussi être utilisée en cas de suspicion de malformation et/ou de développement anormal du périmètre crânien.

Activités infirmières spécifiques

Tous les soins semblent pouvoir être acquis en pédiatrie, mais tout dépend du lieu de stage. Par exemple, en pédiatrie générale vous ne pourrez probablement pas réaliser de soins et surveillance liés à une sonde d'intubation trachéale, en réanimation pédiatrique, vous n'organiserez et n'animerez probablement pas d'activités ludiques et récréatives.

1. ACTES ET TECHNIQUES DE SOINS (PORTFOLIO)

Actes et techniques de soins (Portfolio)	Néonatalogie	Pédiatrie	Moyen et long séjour	Lieu de vie
Entretien d'accueil et d'orientation	X	X	X	X
Soins d'hygiène et de confort	X	X	X	X
Entretien d'aide, entretien thérapeutique	X	X	X	X
Examen clinique d'un patient dont mesures des paramètres vitaux	X	X	X	X
Prélèvements veineux	X	X	X	-
Prélèvements capillaires	X	X	X	X
Préparation pour des examens radiologiques, fonctionnels biologiques	X	X	X	-
Injections parentérales avec calcul de dosage	X	X	X	-

Perfusions périphériques avec calcul de dosage	X	X	X	-
Pansements simples, ablation fils, agrafes	-	X	X	X
Pansements complexes, drainages	-	X	X	-
Pose d'oxygénothérapie, d'aérosols	X	X	X	-
Administration de thérapeutiques médicamenteuses	X	X	X	X
Surveillances pré- et postopératoire	-	X	-	-
Techniques d'apaisement, prise en charge de la violence	X	X	X	X
Préparation de la sortie d'un patient	X	X	X	-
Techniques de médiations thérapeutiques	-	X	X	X
Utilisation de seringues autopulsées	X	X	X	-
Pose et surveillance de sonde gastrique	X	X	X	-
Pose et surveillance de sonde urinaire	-	X	X	-
Soins de trachéotomie, aspiration bronchique	X	X	X	-
Pose et surveillance de transfusion	X	X	-	-
Injections dans des chambres implantables	-	X	X	-

Légende : (X) = s'acquiert dans ce type de stage, (-) = plus rarement pratiqués dans ce type de stage.

2. AUTRES ACTES ET TECHNIQUES DE SOINS (HORS PORTFOLIO)

Autres actes et techniques de soins	Néonatalogie	Pédiatrie	Moyen et long séjour	Lieu de vie
Accompagnement de l'allaitement maternel	X	X	X	X
Préparation et administration de biberons	X	X	X	X
Dépistage, prévention et soulagement de la douleur	X	X	X	X
Injections et prélèvements sur cathéters centraux	X	X	X	-
Prélèvements artériels	X	X	-	-
Aspirations nasopharyngées	X	X	X	-
Soins et surveillance liés à une ventilation artificielle	X	X	X	-
Soins et surveillance liés à une sonde d'intubation trachéale	X	X	-	-
Soins et surveillance liés à une stomie	-	X	x	-
Organisation et animation d'activités ludiques et récréatives	-	X	X	X

Légende : (X) = s'acquiert dans ce type de stage, (-) = plus rarement pratiqués dans ce type de stage.

3. SPÉCIFICITÉS DU RÔLE INFIRMIER EN NÉONATALOGIE

3.1. Rôle infirmier avant la naissance

3.1.1. Connaître le dossier médical de la mère

Noter dans le dossier de transmission :
- le nombre de gestation et de parité ;
- le terme théorique ;
- si existence d'une allergie connue ;
- la ou les pathologies survenues en cours de grossesse ;
- le travail lui-même : heure de début, évolution, délai de rupture de la poche des eaux, aspect du liquide amniotique, existence d'une fièvre, faits notables sur le monitoring cardiofœtal...

3.1.2. Préparer et vérifier le matériel pour le nouveau-né

- S'assurer que :
  - la table radiante pour le nouveau-né est prête ;
  - l'insufflateur manuel (Ambu®) est vérifié ;
  - le matériel de réanimation est complet et en état de fonctionnement. Il comprend :
    - le laryngoscope avec piles et ampoules,
    - des sondes d'intubation en fonction du poids de l'enfant (diamètre intérieur : 2-2,5-3-3,5 mm),
    - des sondes d'aspiration de taille différente (6 CH et 8 CH).
- Procéder aux branchements et aux réglages :
  - du débit d'O_2 réglé sur 2 ou 3 L/min ;
  - d'une aspiration douce (d'environ 150 mmHg).
- Préparer le matériel nécessaire :
  - à la pesée ;
  - à la prise de température ;
  - aux prélèvements bactériologiques ;
  - à la section du cordon ombilical ;
  - à la prise des mensurations ;
  - aux thérapeutiques systématiques ;
  - à la surveillance de la glycémie (appareil à dextro).
- Prévoir :
  - le bracelet ;
  - des linges chauds (disposés sur la table radiante) ;
  - un bonnet et des chaussons pour l'enfant.

3.2. Rôle infirmier à la naissance

Les objectifs de soins sont les suivants :
- vérifier l'adaptation du nouveau-né à la vie extra-utérine ;
- s'assurer de l'absence de malformations congénitales ;
- favoriser la relation mère-nouveau-né et aussi père-nouveau-né.

3.2.1. Confort de l'enfant

- Ne pas créer d'agressions supplémentaires pour l'enfant.
- Réaliser un séchage doux du nouveau-né avec un linge chaud en le tamponnant puis en l'enveloppant.
- Lui mettre un bonnet (confort et maintien de la température).
- Enfiler les chaussons à l'enfant.
- Vérifier qu'il n'y a pas de courants d'air ou de pertes de chaleur dans la pièce.

3.2.2. Recherche d'une anomalie

Traumatismes obstétricaux

Il peut s'agir :
- de coupures ;
- d'un céphalhématome ;
- d'une bosse sérosanguine,
- d'un œdème palpébral ;
- d'un traumatisme des membres.

Dans tous ces cas, il faut prévenir immédiatement le médecin.

Malformations

Malformations extérieures et visibles	Spina-bifida, fossette coccygienne (dépression cutanée en regard du coccyx ou du sacrum) Fente palatine ou labiopalatine (absence de substance de la voûte buccale aboutissant à une communication entre nez et la bouche) Agénésie, c'est-à-dire une absence de formation d'un organe lors de l'embryogenèse (membre, oreille...) Laparoschisis (malformation caractérisée par une fente de la paroi abdominale qui laisse passer les anses intestinales hors de l'abdomen), omphalocèle (hernie ombilicale congénitale)
Malformations non visibles	Atrésie des choanes (rétrécissement ou absence de communication entre la cavité nasale et le nasopharynx) Atrésie de l'œsophage Imperforation anale

Réaliser une aspiration douce de la bouche et du nez après s'être assuré de la perméabilité des choanes, de l'œsophage.

Vérifier la perméabilité anale par la prise de température.

3.2.3. Soins du cordon ombilical

- Geste sous la responsabilité du médecin gynécologue, du pédiatre ou de la sage-femme.
- Il comprend :
  - la pose d'un clamp de Barr à 3 cm de la paroi abdominale ;
  - la pose d'une pince quelques millimètres en dessous ;
  - la section du cordon à 1 cm de la paroi, avec du matériel stérile (ciseaux ou scalpel) ;
  - la désinfection de la zone coupée avec un antiseptique ;
  - la pose d'une compresse autour du clamp ;
  - la vérification de la présence de 2 artères et de 1 veine. En cas de doute, réaliser une échographie rénale car il est quelques fois associé des anomalies rénales chez l'enfant.
- Effectuer les soins d'hygiène et de propreté du cordon.
- Réaliser et surveiller les pansements.

3.2.4. Évaluation et scores

Score (ou indice) d'Apgar

Il évalue l'adaptation du nouveau-né à la vie extra-utérine. Il se mesure à 1 et à 5 minutes de vie.

Chaque élément est coté de 0 à 2. Un score normal se situe entre 7 et 10.

Moyen mnémotechnique : APGAR... :

- **A**ctivité = tonus ;
- **P**ulsation = battements cardiaques ;
- **G**rimace = réactivité à la stimulation ;
- **A**spect = coloration ;
- **R**espiration = mouvements respiratoires.

Critères ou paramètres	Cotation		
	0	1	2
Battements cardiaques	Absents	< 100/min	> 100/min
Mouvements respiratoires	Absents	Irréguliers ou faibles	Efficaces et vigoureux
Tonus musculaire associé aux mouvements	Hypotonie généralisée	Hypotonie légère : légère flexion des membres, des extrémités	Hypertonie normale : tonus en flexion de tout le corps, mouvements actifs
Réactivité à la stimulation	Absente	Grimaces	Mouvements vigoureux des 4 membres, cris
Coloration	Pâleur ou cyanose	Cyanose des extrémités	Rose sur tout le corps

Score (ou indice) de Silverman

Il permet d'évaluer une détresse respiratoire.

À partir de 5, et après avoir éliminé les causes possibles de la détresse respiratoire, le pédiatre peut décider d'une ventilation assistée (nasale ou trachéale).

Moyen mnémotechnique : « BB Tire En Geignant » :
- **B** = balancement thoracoabdominal ;
- **B** = battement des ailes du nez.
- **Tire** = tirage intercostal.
- **En** = entonnoir xiphoïdien.
- **Geignant** = geignement expiratoire.

Critères ou paramètres		Cotation		
		0	1	2
À l'inspiration	Balancement thoraco abdominal	Absent	Thorax immobile Seul l'abdomen se soulève	Respiration paradoxale
Tirage intercostal		Absent	Intercostal discret	Intercostal sus et sous-sternal
Entonnoir xiphoïdien		Absent	Modéré	Intense
Battements des ailes du nez		Absents	Modérés	Intenses
Geignements expiratoires		Absents	Perçus mais légers et discontinus	Audibles et continus

Mensurations

Prendre les mensurations du nouveau-né (poids, taille, périmètre crânien). Noter les résultats sur le dossier de soins et sur le carnet de santé.

Identification

Poser un bracelet à l'enfant.

Relation mère-enfant et père-enfant

Si l'accouchement se passe sans difficulté, la relation mère-enfant doit primer sur tous les autres soins. L'accouchement eutocique n'est ni une maladie, ni une urgence, ni une réanimation. Il convient donc, dès l'expulsion de placer le nouveau-né sur le ventre de la mère. En effet, la maternalité se met en place au travers, notamment, du 1er regard : le regard aimanté dans lequel la mère et le nouveau-né se fixent d'une façon intense, unique et caractéristique. Ce regard est essentiel et pourrait être le point de départ de ce que D.W. Winnicott décrit comme la « préoccupation maternelle primaire ». Cet état psychique naturel de la mère contribue au développement du « Moi » de l'enfant, lui apportant une enveloppe affective sécurisante nécessaire à son évolution dans ce nouvel environnement.

Dans le même ordre d'idée, si la mère a choisi d'allaiter au sein, il convient de respecter le réflexe de fouissement et de favoriser la tétée précoce, et ce

avant tout soin. Ce principe de base fait désormais partie des recommandations de l'HAS[1].

Concernant le père, même s'il est recommandé de favoriser et de valoriser sa place en salle de naissance, son rôle reste celui du « séparateur » (c'est souvent lui qui, symboliquement, coupe le cordon). Bien entendu, sa fonction est fondamentale dans le développement et la construction de l'enfant. Néanmoins le lien biologique qui unit la mère et le nouveau-né est unique et prime au tout début de la vie.

■ *3.2.5. Actions de prévention*

Actions sur prescription

Elles sont systématiques.

L'objectif est :

- de prévenir toute infection oculaire en instillant 1 goutte de collyre (type Rifamycine®) dans chaque œil ;
- de prévenir la maladie hémorragique du nouveau-né : 1 à 2 mg de vitamine K1 par voie orale (intramusculaire sur prescription) ;
- d'éviter toute hypoglycémie et son contrôle par la prise de la glycémie capillaire.

Actions relationnelles

Respecter la relation qui se crée au moment de la naissance entre le nouveau-né et sa mère et son père.

Créer une atmosphère calme et paisible.

Si besoin, rassurer la maman sur ses qualités de mère et sur la compétence que les soignants peuvent apporter.

Répondre aux questions des parents en tenant compte de leur capacité de compréhension et de l'adéquation à leurs besoins.

1. Haute Autorité de santé, *Favoriser l'allaitement maternel*, Processus – Évaluation, juin 2006.

DIAGNOSTICS INFIRMIERS PRÉVALENTS

Nouveau-né eutrophique
- Risque de perturbation des échanges gazeux
- Risque d'altération de la température corporelle
- Risque de perturbation de l'attachement parent-enfant
- Risque de déficit nutritionnel
- Risque d'infection

Nouveau-né prématuré
- Perturbation des échanges gazeux
- Mode de respiration inefficace
- Thermorégulation inefficace
- Risque d'infection
- Risque d'altération de l'état cutané
- Risque de déficit de volume liquidien
- Risque de désorganisation comportementale chez le nourrisson
- Perturbation de la dynamique familiale
- Risque d'allaitement maternel inefficace

Réussir son stage

1. OBJECTIFS DE STAGE

Il est difficile d'écrire des objectifs précis avant de partir en stage. Vous pouvez néanmoins ébaucher des objectifs généraux, valables pour la 1re semaine de stage que vous affinerez pour la suite du stage. Les premiers jours en stage doivent vous permettre d'observer très attentivement ce qui se passe dans le service où vous êtes, afin :

- d'être capable de vous repérer dans le service (locaux et matériel fréquemment utilisé) ;
- d'être capable de décrire le service en termes de personnel (médecin chef, cadre de santé, équipe médicale, équipe soignante [nombre d'IDE et d'AS, horaires], autres professionnels de santé...), en termes d'organisation (rôle de chacun, horaires des visites, déroulement d'une journée type, relation avec les autres services...) et en termes de public accueilli (type de patients, âge, sexe, pathologies prévalentes) ;
- d'être capable de présenter sommairement les documents existants et leur localisation et/ou mode d'emploi (dossiers patients [informatique ?], protocoles de soins, bons d'examens, étiquetage...) ;
- de formuler vos objectifs pour la suite du stage de manière précise et mesurable, en fonction de ce que le service peut vous offrir selon les situations de soins et les activités rencontrées. Ces objectifs pourront être rédigés en termes :
  - d'acquisitions de connaissances,
  - d'acquisitions de techniques de soins,
  - d'acquisitions de compétences,
  - de nombre et type de personnes prises en soins selon votre niveau de formation et les pathologies que vous souhaitez approfondir.

Ils peuvent aussi être personnels en fonction de ce qui vous a été donné comme axes d'amélioration lors d'un précédent stage (par exemple, s'affirmer davantage, prendre des initiatives...).

2. INVESTIR ET RÉUSSIR SON STAGE

2.1. Réalisation et acquisition des techniques de soins

En ce qui concerne les activités et techniques de soins à valider, vous avez pu lister lors de votre 1re semaine celles qui étaient couramment pratiquées dans le service et que vous pouvez espérer valider lors de ce stage. Nous vous conseillons de tenir un cahier de bord où vous consignerez chaque acte réalisé, avec la date, le professionnel présent lors de cette prestation, le cas échéant, son appréciation sur votre action et si possible son paraphe. Pour valider une activité, il ne suffit pas de la réussir, encore faut-il la pratiquer plusieurs fois avec succès.

Il vous appartient de prendre votre stage en mains, de demander régulièrement une évaluation et de suivre l'atteinte de vos objectifs, éventuellement en les ajustant, en vous donnant les moyens pour les atteindre et en utilisant toutes les ressources du service.

2.2. Développement et acquisition des compétences

Dans chaque lieu de stage, il est possible de développer toutes les compétences, voire de les valider. Cependant la façon de les travailler varie selon les spécificités de chaque stage. La réalisation d'activités spécifiques vous permettra de valider vos compétences en cardiologie.

3. LISTE DES COMPÉTENCES POUVANT ÊTRE VALIDÉES EN STAGE

Compétences	Néonatalogie	Pédiatrie	Soins longue durée	Lieu de vie
1. Évaluer une situation clinique et établir un diagnostic dans le domaine infirmier	X	X	X	X
2. Concevoir et conduire un projet de soins infirmier	X	X	X	X

Compétences	Néonata-logie	Pédiatrie	Soins longue durée	Lieu de vie
3. Accompagner une personne dans la réalisation de ses soins quotidiens	X	X	X	X
4. Mettre en œuvre des actions à visée diagnostique et thérapeutique	X	X	X	-
5. Initier et mettre en œuvre des soins éducatifs et préventifs	-	X	X	X
6. Communiquer et conduire une relation dans un contexte de soins	X	X	X	X
7. Analyser la qualité et améliorer sa pratique professionnelle	X	X	X	X
8. Rechercher et traiter des données professionnelles et scientifiques	X	X	X	X
9. Organiser et coordonner les interventions soignantes	X	X	X	X
10. Informer, former des professionnels et des personnes en formation	X	X	X	X

Légende : (X) = s'acquiert dans ce type de stage, (-) = plus rarement mise en œuvre dans ce type de stage.

Notes

Partie 2

SAVOIRS THÉORIQUES

Sous-partie 1

REPÈRES SÉMIOLOGIQUES

1. EXAMENS OBLIGATOIRES

De la naissance à l'âge de 6 ans, les enfants bénéficient de 20 examens obligatoires :
- 1 examen dans les 8 jours de vie ;
- 1 examen 1 fois par mois jusqu'à l'âge de 6 mois ;
- 1 examen à l'âge de 9 mois ;
- 1 examen à l'âge de 12 mois ;
- 2 examens au cours de la 2e année ;
- 1 examen au 24e ou au 25e mois ;
- 2 examens par an entre 2 et 6 ans.

Ces examens sont pris en charge à 100 % par la sécurité sociale. Le 1er examen, ceux du 9e mois et du 24e mois donnent lieu à la délivrance d'un certificat de santé.

Ils peuvent être réalisés par le médecin généraliste, un pédiatre ou en PMI. Ils ne peuvent être réalisés dans le cadre d'une consultation pour maladie.

2. CALENDRIER VACCINAL

Âge	Vaccins	Précautions
Dès le 1er mois	BCG	Réservé aux enfants en milieu à risque, aux parents atteints de tuberculose ou fratrie en Île-de-France, en Guyane, Afrique, Asie
> 2 mois	- Diphtérie, tétanos, polio (DT polio), coqueluche acellulaire (Ca), *Hæmophilus influenzae* (Hib) : 3 injections à 1 mois d'intervalle - Hépatite B : 2 injections à 1 mois d'intervalle, et la 3e, 6 mois après la 1re	
> 12 mois	- Rougeole, oreillons, rubéole (ROR) : 1re dose - Hépatite B : 3e injection	Vaccination associée ROR recommandée pour filles et garçons
16-18 mois	Diphtérie, tétanos, polio, coqueluche acellulaire, *Hœmophilus influenzae* : 1er rappel	

Entre 3 et 6 ans	Rougeole, oreillons, rubéole : 2e dose	2e dose recommandée pour tous les enfants
6 ans	- Diphtérie, tétanos, polio : 2e rappel - Rougeole, oreillons, rubéole	Pour ceux qui n'ont rien eu, ou juste une dose auparavant
11-13 ans	- Diphtérie, tétanos, polio, coqueluche acellulaire : 3e rappel - ROR - Hépatite B	Le rappel tardif de la coqueluche est recommandé : - pour tous les enfants - pour ceux qui n'ont rien eu avant, quels que soient leurs antécédents vis-à-vis des 3 maladies Un rappel si vaccination complète déjà réalisée, sinon vaccination complète
16-18 ans	- Diphtérie, tétanos, polio : 4e rappel - Rubéole	Pour les jeunes femmes non vaccinées sauf en cas de grossesse

3. ÉVICTION SCOLAIRE

Tableau 1. Extrait de l'arrêté du 3 mai 1989 relatif aux durées et conditions d'éviction.

Coqueluche	30 jours à compter du début
Diphtérie	30 jours après la guérison clinique Plus tôt si 2 prélèvements rhinopharyngés sont négatifs à 8 jours d'intervalle
Dysenterie (amibienne ou bacillaire)	Jusqu'à guérison clinique
Gale	Jusqu'à guérison clinique
Grippes épidémiques	Jusqu'à guérison clinique
Hépatites A	Jusqu'à guérison clinique
Hépatites B	Pas d'éviction
Impétigo	Jusqu'à guérison clinique
Méningites à méningocoques	Jusqu'à guérison clinique

Oreillons	Jusqu'à guérison clinique
Pédiculose	Pas d'éviction si traitement
Poliomyélite	Jusqu'à l'absence de virus dans les selles
Pyodermite	Jusqu'à guérison clinique
Rougeole	Jusqu'à guérison clinique
Rubéole	Jusqu'à guérison clinique
Streptococcie (hémolytique du groupe A) **Scarlatine** **Angines à streptocoques** **Rhumatismes articulaires aigus** **Néphrites aiguës** **Autres infections**	Jusqu'à présentation d'un certificat médical attestant que le malade a été soumis à une thérapeutique appropriée
Teignes	Jusqu'à présentation d'un certificat médical attestant la disparition de l'agent pathogène à l'examen microscopique
Typhoïde et paratyphoïde	Jusqu'à guérison clinique
Tuberculose respiratoire	Jusqu'à présentation d'un certificat médical attestant la négativation de l'expectoration
Varicelle	Jusqu'à guérison clinique

4. AUTORITÉ PARENTALE ET RÈGLES DE CONSENTEMENT

4.1. Titulaire de l'autorité parentale

Le principe est celui de l'exercice « en commun de leur autorité par les père et mère » quel que soit le statut juridique du couple.

La loi pose une présomption d'accord entre les parents : chacun peut agir seul, valablement, étant présumé agir en accord avec l'autre.

S'il y a désaccord, le juge aux affaires familiales tente de concilier les parents et, s'il n'y parvient pas, prendra la décision, en fonction de l'intérêt de l'enfant.

4.2. Contenu de l'autorité parentale

Il a pour but de protéger l'enfant dans sa sécurité, sa santé et sa moralité.

Les père et mère ont le devoir d'assurer l'éducation de l'enfant et le droit de la diriger.

4.3. Consentement des parents aux soins

4.3.1. Définition

La signature ou l'accord d'un seul parent suffit. On suppose que l'autre parent est aussi d'accord.

Pour une opération dite « bénigne » (appendicite, par exemple), le consentement d'un seul parent suffit également. Mais s'agissant d'une opération plus grave, le consentement des 2 parents est nécessaire.

4.3.2. Admission à l'hôpital

L'admission d'un mineur est prononcée à la demande des père et mère, du tuteur légal si l'enfant est placé sous tutelle, ou de l'autorité judiciaire lorsque l'enfant fait l'objet d'une mesure d'assistance éducative.

Les formalités administratives sont les suivantes :

- s'assurer de l'accord des titulaires de l'autorité parentale (si ce n'est pas le cas il faut joindre l'un des deux afin d'obtenir un accord écrit) ;
- vérifier systématiquement l'identité des accompagnants ;
- recueillir les coordonnées.

4.3.3. Autorisation d'opérer

La présence de ce document est fondamentale.

Dans les cas d'extrême urgence, avec mise en jeu du pronostic vital de l'enfant, si les parents ne sont pas joignables, 2 chirurgiens (dont le chef de service) prendront la décision de l'intervention.

Comme dans la situation du « refus de soins », ils devront obtenir au préalable une ordonnance provisoire de placement.

Lorsque la santé ou l'intégrité corporelle du mineur risquent d'être compromises par le refus du représentant légal du mineur ou l'impossibilité de recueillir le consentement de celui-ci, le médecin responsable du service peut saisir le ministère public afin de provoquer les mesures d'assistance éducative lui permettant de donner les soins qui s'imposent.

5. MENSURATION ET PARAMÈTRES VITAUX (REPÈRES)

Âge	Poids (kg)	Taille (cm)	Surface Corp. (m^2)	FC (/min)	FR (/min)	TA (mmHg)
Naissance	3,5	50	0,21	140 (+/- 50)	30-50	60/35
3 mois	5,5	59	0,28			
6 mois	7	65	0,34	120 (+/- 40)	26-30	80/46
8 mois	8	68	0,38			
1 an	10	74	0,42	110 (+/- 40)	22-26	96/65
2 ans	12	85	0,5			
3 ans	14	93	0,58	105 (+/-35)	20-24	100/60
5 ans	17	105	0,65			
10 ans	30	135	1	95 (+/-30)	14-18	110/60

Légende : FC = fréquence cardiaque, FR = fréquence respiratoire, TA = tension artérielle, mmHg = millimètres de mercure.

6. ÉVALUATION DE LA DOULEUR

6.1. Échelle de douleur et d'inconfort du nouveau-né (EDIN)

L'EDIN peut être utilisée pour évaluer la douleur du nouveau-né à terme ou prématuré. Elle est utilisable jusqu'à l'âge de 3 mois. Entre 0 et 5, on considère que l'enfant est inconfortable. Au-dessus de 5, on le considère douloureux.

Visage	0	Visage détendu
	1	Grimaces passagères : froncement des sourcils/lèvres pincées/ plissement du menton/tremblement du menton
	2	Grimaces fréquentes, marquées ou prolongées
	3	Crispation permanente ou visage prostré, figé ou visage violacé

Corps	0	Détendu
	1	Agitation transitoire, assez souvent calme
	2	Agitation fréquente, mais retour au calme possible
	3	Agitation permanente, crispation des extrémités et raideur des membres ou motricité très pauvre et limitée avec corps figé
Sommeil	0	S'endort facilement, sommeil prolongé et calme
	1	S'endort difficilement
	2	Se réveille spontanément et fréquemment en dehors des soins, sommeil agité
	3	Pas de sommeil
Relation	0	Sourire aux anges, sourire réponse, attentif à l'écoute
	1	Appréhension passagère au moment du contact
	2	Contact difficile, cri à la moindre stimulation
	3	Refuse le contact, aucune relation possible, hurlement ou gémissement sans la moindre stimulation
Réconfort	0	N'a pas besoin de réconfort
	1	Se calme rapidement lors des caresses, au son de la voix ou à la succion
	2	Se calme difficilement
	3	Inconsolable, succion désespérée

6.2. Évaluation de la douleur aiguë du nouveau-né (DAN)

L'échelle DAN peut être utilisée pour évaluer la douleur du nouveau-né à terme ou prématuré. Elle est utilisable jusqu'à l'âge de 3 mois. Elle est utilisée pour évaluer la douleur de courte durée et/ou l'efficacité des moyens de prévention. Le score varie de 0 à 10.

		Avant le soin	Pendant le soin	Après le soin
Réponses faciales				
0	Calme			
1	Pleurniche avec alternance de fermeture et ouverture douce des yeux			

Déterminer l'intensité d'un ou plusieurs des signes suivants : contraction des paupières, froncement des sourcils ou accentuation des sillons nasolabiaux				
2	Légers, intermittents avec retour au calme			
3	Modérés			
4	Très marqués, permanents			
Mouvements des membres				
0	Calmes ou mouvements doux			
Déterminer l'intensité d'un ou plusieurs des signes suivants : pédalage, écartement des orteils, membres inférieurs raides et surélevés, agitation des bras, réaction de retrait				
1	Légers, intermittents avec retour au calme			
2	Modérés			
3	Très marqués, permanents			
Expression vocale de la douleur				
0	Absence de plainte			
1	Gémit brièvement. Pour l'enfant intubé : semble inquiet			
2	Cris intermittents. Pour l'enfant intubé : mimique de cris intermittents			
3	Cris de longue durée, hurlement constant. Pour l'enfant intubé : mimique de cris constants			

6.3. Échelle visuelle analogique (EVA)

Pour l'enfant plus grand, capable de s'exprimer par la parole, l'EVA est très utilisée. La face non graduée est présentée à l'enfant, c'est lui qui positionne le curseur en fonction de la douleur qu'il ressent. Avant toute utilisation, il convient d'expliquer la réglette à l'enfant et de s'assurer de sa compréhension.

Douleur légère	EVA entre 1 et 3
Douleur modérée	EVA entre 3 et 5
Douleur intense	EVA entre 5 et 7
Douleur très intense	EVA supérieure à 7

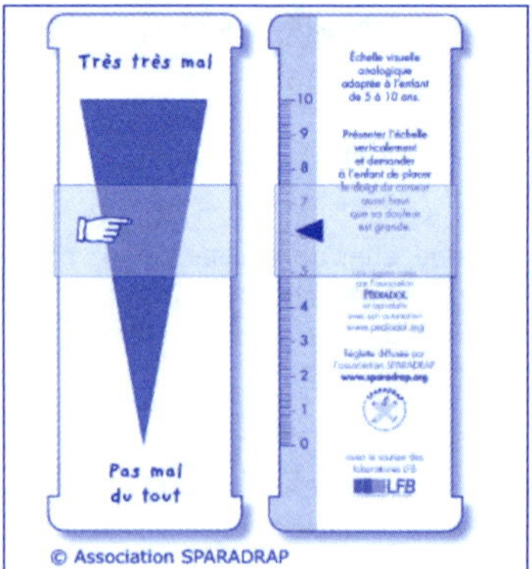

© Association SPARADRAP

6.4. Échelle des visages

L'échelle des visages peut être utilisée à partir de 4 ans et jusqu'à l'adolescence. Comme pour l'EVA, il convient d'en expliquer le principe à l'enfant, en utilisant des mots simples et adaptés. La terminologie employée doit être axée sur la douleur (« douleur », « avoir mal ») et non sur les émotions qui peuvent être perçues sur ces visages (« joie », « tristesse », « pas content »).

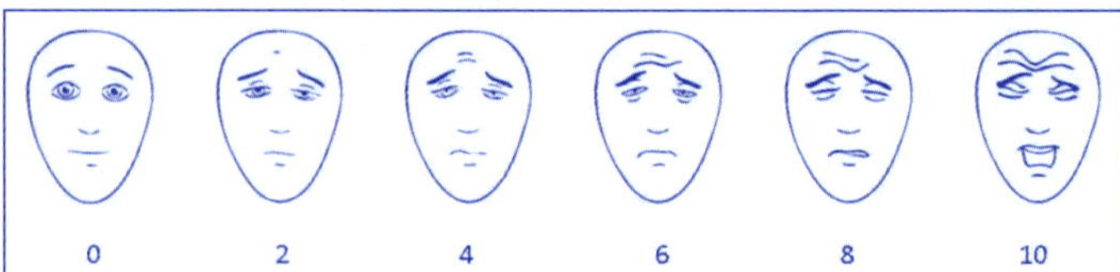

7. SYMPTÔMES LES PLUS FRÉQUENTS EN PÉDIATRIE

7.1. Diarrhées

Selon l'OMS, « la diarrhée est définie par au moins 3 émissions de selles molles ou liquides dans une journée (ou des selles plus fréquentes que ce qui est habituel pour le sujet atteint). Des émissions fréquentes de selles bien moulées ne sont pas une diarrhée, pas plus que des selles molles, «pâteuses», pour des nourrissons allaités au sein »[1].

7.1.1. Formes cliniques

Diarrhées aiguës

D'origine infectieuse, virale ou microbienne, elles aboutissent à une perte d'eau et d'électrolytes à l'origine de déshydratations chez le nourrisson.

C'est la 1re cause de mortalité infantile dans les pays à faible niveau socioéconomique.

Diarrhées chroniques

Elles peuvent faire suite aux diarrhées aiguës par altération prolongée des capacités de digestion ou d'absorption de la muqueuse.

Elles comportent un retentissement nutritionnel.

7.1.2. Étiologies

On peut lister :

- les infections virales (rotavirus, adénovirus) ;
- les infections bactériennes (Escherichia Coli) ;
- les infections parasitaires (salmonelles, campylobacter) ;
- les affections de la sphère ORL (otites, angines) ;
- les affections broncho-pulmonaires (bronchite aiguë, bronchiolites) ;
- les traitements médicamenteux (antibiotiques) ;
- les intolérances alimentaires : intolérance aux protéines de lait de vache (IPLV), intolérance au gluten.

1. Organisation Mondiale de la Santé. Disponible sur : www.who.int/fr

▪ *7.1.3. Rôle infirmier*

Premiers gestes

- Installer l'enfant, le déshabiller et l'observer.
- Reconnaître et évaluer la déshydratation : estimer la perte de poids en pourcentage.
- Prendre la température axillaire.
- Noter la fréquence des selles, leur aspect (selles molles, liquides, glaireuses, sanglantes, purulentes...), leur odeur.
- Noter particulièrement le régime alimentaire habituel (nombre de biberons, volume, reconstitution du lait = modalités de prise des biberons).
- Prendre la pression artérielle.
- Mesurer le TRC (temps de recoloration cutanée) : comprimer avec le pouce le talon de l'enfant. Au retrait du pouce, la marque blanche se recolore théoriquement en 2 à 3 secondes. Dans le cas contraire, cela peut traduire une déshydratation.
- Placer un collecteur à urine.

Bilan

Il doit être fait sur prescription.
Il tient compte de plusieurs éléments.

Exploration du sang	Numération globulaire et formule leucocytaire.
	Plaquettes.
	Ionogramme, pH sanguin.
	Urée, créatinine, glycémie.
	Hémocultures.
	Protéine C-réactive.
Exploration urinaire	Bandelettes urinaires (densité, pH).
	Ionogramme urinaire.
	Examen cytobactériologique des urines (ECBU).
Radiographies	Thorax.
	Abdomen sans préparation.
Exploration des selles	Coproculture.

Suivi

Diarrhée elle-même : il faut apprécier les selles (nombre, aspect, en jet, présence de sang...).

État d'hydratation :

- teint de l'enfant (pâle, grisâtre, marbré), aspect des yeux (creusés) ;

- état de la fontanelle (plus ou moins déprimée) ;
- présence d'un pli cutané persistant, de muqueuses sèches ;
- soif ou refus de boire.

Évaluation de l'hydratation :
- quantités bues ;
- vomissements éventuels ;
- évolution du poids (repeser 6 heures plus tard).

Signes de complications :
- état de conscience (bon, avec somnolence ou avec agitation) ;
- constitution d'un érythème fessier : il peut être prévenu par les soins et la surveillance.

DIAGNOSTICS INFIRMIERS PRÉVALENTS

- Manque de connaissances (le besoin d'apprentissage) sur les facteurs d'étiologie ou d'influence et sur les exigences du traitement
- Risque de déficit de volume liquidien
- Atteinte à l'intégrité de la peau

7.2. Vomissements

7.2.1. Définition

Les vomissements doivent être distingués de simples régurgitations. Les vomissements consistent, eux, en un rejet de tout ou partie du contenu gastrique par contraction des muscles abdominaux et du diaphragme. Ils sont généralement douloureux et associés à des pleurs.

7.2.2. Causes les plus fréquentes chez l'enfant

Âge	Causes
Chez le nourrisson	- Les erreurs diététiques - Les infections - Le reflux gastro-œsophagien - La sténose du pylore
Chez l'enfant plus grand	Les infections digestives

RÔLE INFIRMIER

1. Apprécier le type de vomissements

- Vomissements simples ou en jet.
- Avec ou sans efforts.
- Horaires du vomissement (sont-ils éloignés ou non d'un repas ?).
- Caractère du vomissement : alimentaire, bilieux, sanglant.

2. Rechercher l'existence de signes d'alarme

- Crise douloureuse abdominale (ballonnement abdominal, cris, pâleur, sueurs). En cas de notion de hernie non réductible, ne pas faire boire l'enfant.
- Pleurs persistants du type geignements.
- Refus de boire.
- Fièvre élevée.
- Troubles respiratoires.

3. Surveillance infirmière

- Position de l'enfant lors des vomissements.
- Évolution de la courbe de poids.
- Évaluation de la quantité et de la qualité des vomissements.
- Évaluation de la quantité et de la qualité des selles.
- Appétit (refus du biberon).
- Comportement de l'enfant (habituel, gai, anxieux, apathique, irritable).
- État de conscience.
- État cutané (marbrures, pâleur).

▪ *7.2.3. Traitement*

- Repos gastrique.
- Sur prescription médicale :
  - antiémétiques (Motilium®...) ;
  - perfusion intraveineuse (hydratation et ou nutrition parentérale de compensation).
- Traitement de la cause.

DIAGNOSTICS INFIRMIERS PRÉVALENTS

- Douleur (ou risque de)
- Peur/anxiété
- Risque de fausse route
- Risque de déficit de volume liquidien

7.3 Fièvre

7.3.1. Définition

La fièvre se définit comme une élévation de la température centrale à partir de 38 °C, mesurés chez un enfant au repos.

7.3.2. Étiologies

On peut lister :

- les infections virales : rotavirus, adénovirus ;
- les infections bactériennes : streptocoques, *Haemophilus influenzae* ;
- les vaccinations ;
- les difficultés de régulation thermique (enfant trop couvert, exposition solaire prolongée, déshydratation, traitement médicamenteux...).

7.3.3. Traitement

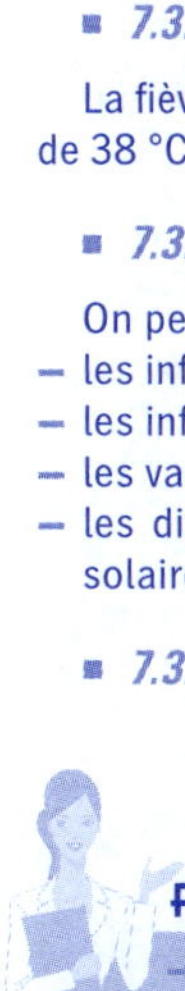

RÔLE INFIRMIER

- Prendre la température : la mesure de la température doit être systématique chez un enfant dont le comportement n'est pas habituel (irritabilité, pleurs, agitation, apathie...) :
  - érythrosique, pâle, transpirant ;
  - qui parait chaud au toucher.
- Apprécier les signes d'accompagnement tels frissons, troubles de conscience, modifications cutanées, douleur...

Selon la Société française de pédiatrie, l'objectif premier du traitement de la fièvre est de réduire l'inconfort de l'enfant[1]. La fièvre étant rarement idiopathique, il convient donc en 1er lieu de rechercher et traiter la cause. Les

1. Société française de pédiatrie, *Fièvre du jeune enfant*, octobre 2004. (disponible sur www.sfpediatrie.com).

bains et enveloppements frais, longtemps préconisés, s'avèrent inefficaces, voire potentiellement dangereux (risque de choc thermique). Il est donc recommandé de :
- découvrir l'enfant **sans** le dénuder (tee-shirt léger...) ;
- lui proposer de l'eau à boire à volonté ;
- l'installer au calme, dans une pièce adaptée en aération et en température ;
- surveiller l'évolution.

Sur le plan médicamenteux, le paracétamol est préconisé, sur prescription médicale, à raison de 15 mg/kg/prise toutes les 6 heures.

7.3.4. Surveillance

La surveillance consiste en :
- une appréciation de l'évolution des signes présentés initialement par l'enfant ;
- l'apparition de convulsions ;
- la diminution progressive de la température corporelle.

DIAGNOSTICS INFIRMIERS PRÉVALENTS

- Fièvre
- Thermorégulation inefficace
- Hyperthermie
- Risque de déshydratation
- Bien être altéré

7.4. Déshydratation

7.4.1. Définition

La déshydratation est une perte d'eau accompagnée d'une perte de sodium, de chlore et de potassium, extra- ou intracellulaire, le plus souvent mixte.

7.4.2. Signes cliniques

Signes liés à la déshydratation

La soif est intense lorsqu'elle peut être exprimée.
La langue est sèche.
Les yeux sont cernés.
La fontanelle est déprimée.
La persistance du pli cutané est souvent appréciée sur la paroi abdominale.
Une hypotonie des globes oculaires peut être observée.

Les troubles circulatoires secondaires correspondent à une baisse de la pression artérielle avec pulsation cardiaque accélérée. Ils peuvent entraîner une insuffisance rénale, avec oligurie (raréfaction du volume urinaire), par mauvaise perfusion rénale.

Perte de poids

Perte de poids	Type de déshydratation	Action
< ou = 5 %	Légère	Réhydratation orale à domicile
De 5 à 10 %	Modérée	Réhydratation orale ou intraveineuse en milieu hospitalier
> ou = à 10 %	Sévère	Réhydratation intraveineuse en milieu hospitalier

Troubles de conscience

Ils sont graves car ils signent une déshydratation intracellulaire et peuvent masquer la soif.

Ils provoquent un retentissement cérébral avec, souvent, survenue de convulsions.

▪ *7.4.3. Étiologies*

Digestives	Diarrhées aiguës et/ou vomissements
Cutanées	Fièvre, brûlures, « coup de chaleur »
Urinaires	Néphropathies (diabète insipide), malformations des voies urinaires, insuffisances rénales aiguës
Humaines	Erreur de reconstitution des biberons, apports hydriques insuffisants, habillage excessif...

▪ *7.4.4. Traitement*

Hormis le traitement de la cause, la réhydratation orale (solutions spécifiques) ou parentérale est le traitement essentiel de la déshydratation.

Traitement pharmacologique : solutions de réhydratation orale

Action	Elles compensent les pertes hydriques et hydroélectriques.
Indication	Déshydratation, diarrhée.
Substances	Il existe plusieurs solutions buvables pharmaceutiques sur le marché dont certaines sont spécialement adaptées au nourrisson et au jeune enfant.

Attention : les sodas de type Coca-Cola®, recommandés à une époque, sont désormais contre-indiqués en raison de leur forte concentration en sucre. Du fait de son pouvoir osmolaire, le glucose peut en effet favoriser la déshydratation, voire provoquer un coma hyperosmolaire.

Traitement diététique

- Réhydrater *per os* selon prescription médicale.
- Si alimentation au biberon, arrêter l'alimentation lactée pendant 24 heures.
- Si allaitement au sein, adapter l'alimentation de la mère :
  - réalimenter l'enfant avec un aliment de régime adapté ;
  - réintroduire progressivement l'alimentation habituelle.

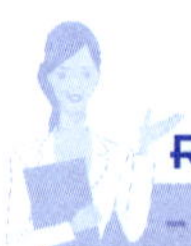

RÔLE INFIRMIER

- Reconnaître la déshydratation.
- Calculer le pourcentage de perte de poids.
- Apprécier les paramètres vitaux : pouls, pression artérielle, diurèse.
- Si besoin, et sans culpabiliser, mener une action préventive auprès des parents :
  - donner à boire régulièrement et systématiquement aux nourrissons et aux jeunes enfants ;
  - adapter les vêtements à la température ambiante ;
  - ne pas les laisser s'exposer au soleil ;
  - ne pas les laisser dans les véhicules...

DIAGNOSTICS INFIRMIERS PRÉVALENTS

- Déficit de volume liquidien (ou risque de)
- Risque d'atteinte à l'intégrité de la muqueuse buccale
- Manque de connaissances des parents sur les besoins liquidiens
- Risque de conflits familiaux (en fonction de la cause)

7.5. Constipation

■ *7.5.1. Définition*

La constipation est une diminution de la fréquence des selles et une modification de leur consistance. On parle de constipation quand le nombre de selles est inférieur à 1 par jour chez le nourrisson et inférieur à 2 par semaine chez l'enfant plus grand.

Elle est fréquemment fonctionnelle, banale et primitive.

■ *7.5.2. Facteurs favorisants*

- Parents focalisés sur la propreté.
- Manque d'exercice.
- Mode de vie bousculé (pas le temps d'éliminer en fonction des besoins).
- Régime pauvre en résidus, riche en hydrates de carbone.
- Hydratation insuffisante (soda à la place de l'eau).

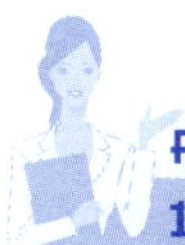

RÔLE INFIRMIER

1. S'assurer de l'équilibre alimentaire de l'enfant :
- modalités de préparation des biberons par la famille ;
- apport suffisant de légumes et de fruits.

2. Conseiller :
- des jus de fruits sans sucres ajoutés ;
- des purées de pruneaux ;
- des compotes de pommes ;
- diminution de la quantité de sucreries ;
- apport d'une quantité d'eau plate suffisante : l'eau d'Hépar® utilisé couramment chez l'adulte peut entraîner ballonnement et irritation digestive, ses apports doivent être modulés en fonction de la tolérance observée chez l'enfant.

3. Observer et noter :
- la date du début de la constipation ;
- la présence de sang ;
- l'existence de douleur à la défécation susceptible d'entraîner une rétention volontaire par peur de défréquer.

7.5.3. Étiologies

Elles peuvent :

- être d'origine fonctionnelle et multifactorielle : régime alimentaire pauvre en résidus, riche en hydrates de carbone, une hydratation insuffisante ou inadaptée (soda par exemple) ;
- être liées à la prise de certains médicaments (antitussifs...) ;
- être liées au développement psychoaffectif et à l'éducation : opposition et/ou parents focalisés sur l'acquisition de la propreté, manque d'exercice, mode de vie bousculé.

La constipation chronique est plus rare et liée à une autre affection : hypothyroïdie, myopathie, mucoviscidose, encéphalopathies...

7.5.4. Traitement

Si le régime est inefficace, le médecin pourra prescrire des suppositoires de glycérine ou des laxatifs légers (type Laxamalt®).

DIAGNOSTICS INFIRMIERS PRÉVALENTS

- Douleur aiguë (ou risque de)
- Manque de connaissances des parents sur les besoins nutritionnels, la fonction intestinale et les effets des médicaments.
- Mode d'alimentation inefficace

8. POUR ALLER PLUS LOIN

8.1. Sites Internet

- HAS, Haute Autorité de santé (www.has-sante.fr).
- SFP, Société française de pédiatrie (www.sfpediatrie.com).
- OMS, Organisation mondiale de la santé (www.who.int/fr).
- Leache League France (www.lllfrance.org).
- Association Sparadrap (www.sparadrap.org).
- Périnatalité (www.perinat-france.org).
- Pédiadol (www.pediadol.org).
- Enfance et musique (www.enfancemusique.asso.fr).
- Musique et Santé (www.musique-sante.org).

8.2. Ouvrages

- Lars Hamberger et Lennart Nilsson, *Naître*, Éditions Hachette Pratique, 2003.
- Boris Cyrulnik, *Sous le signe du lien*, Éditions Pluriel, 2010.
- Docteur Marie Thirion, *L'allaitement maternel,* Éditions Albin Michel, 2004.
- Louis Kremp, *Puériculture et Pédiatrie,* Éditions Lamarre, 2007.
- Pierre Bétrémieux, *Soins palliatifs chez le nouveau-né,* Éditions Springer Verlag France, 2010.
- Olivier Fresco, *Entendre la douleur du nouveau-né*, Éditions Belin, 2004.
- Ouvrages de la collection « Mille et un bébés », Éditions Erès.

Sous-partie 2

PATHOLOGIES ET STRATÉGIES DE PRISE EN CHARGE

1. ANGINES

1.1. Définition et signes cliniques

Il s'agit d'une inflammation aiguë des amygdales, d'origine virale ou bactérienne. Les signes cliniques sont les suivants :
- fièvre ;
- malaise général ;
- refus d'alimentation chez le petit ;
- dysphagie avec douleurs à la déglutition.

Selon les étiologies, on peut également trouver des ganglions satellites, notamment sous-angulomaxillaires, visibles dès l'inspection.

1.2. Les différents types d'angines

1.2.1. Angines érythémateuses ou « angines rouges »

Elles sont fréquemment virales mais parfois bactériennes.

1.2.2. Angines érythématopultacées ou « angines à points blancs »

Elles correspondent fréquemment à une infection à streptocoque bêta-hémolytique.

Les complications suivantes peuvent être rencontrées :
- rhumatisme articulaire aigu ;
- atteinte cardiaque ;
- glomérulonéphrite aiguë.

Le traitement se fait par pénicilline V.

1.2.3. Angines pseudomembraneuses

Il s'agit d'un envahissement plus ou moins extensif des amygdales et des régions voisines par des dépôts blanchâtres (fausses membranes).

Les causes peuvent être :
- une diphtérie (rare) ;
- une mononucléose infectieuse.

▪ *1.2.4. Autres angines*

Angine de Vincent

Elle se caractérise par un aspect ulcéronécrotique unilatéral lié à une infection fusospirillaire.

Herpangine, d'origine virale

Elle se caractérise par des vésicules présentes sur les piliers plus que sur l'amygdale elle-même.

1.3. Traitement

Le traitement antibiotique d'une angine à streptocoque dure 10 jours (type pénicilline ou macrolide).

L'amygdalectomie est possible chez l'enfant de plus de 2 ans, en cas d'angines vraies à répétition, comportant de grosses amygdales infectées en permanence (aspect hypertrophié et cryptique).

DIAGNOSTICS INFIRMIERS PRÉVALENTS

- Anxiété (préciser le degré) ou peur
- Risque de dégagement inefficace des voies respiratoires
- Risque de déficit de volume liquidien
- Douleur aiguë

2. OTITES

2.1. Otites externes

Il s'agit d'une infection du conduit auditif.

Son traitement est local (application de gouttes dans l'oreille).

2.2. Otites moyennes

Elles concernent le tympan et la caisse du tympan. Il en existe plusieurs.

▪ *2.2.1. Otite moyenne aiguë (OMA)*

Définition

C'est une complication de la rhinopharyngite.

L'infection se propage du pharynx vers l'oreille *via* la trompe d'Eustache et non par le conduit auditif.

Cette infection est soit virale, soit bactérienne, soit mixte.

Les germes les plus fréquents sont *Hæmophilus influenzae* et le pneumocoque.

Diagnostic

Les signes sont les suivants :

- fièvre ;
- diarrhées ;
- troubles du sommeil ;
- anorexie ;
- vomissements ;
- douleur locale.

L'examen systématique des tympans est indispensable chez tout nourrisson malade.

Traitement

Il comporte :

- **un volet préventif :** essentiel qui comprend la désinfection rhinopharyngée (DRP, lavage du nez au sérum physiologique) ;
- **un volet curatif :** antibiothérapie, traitement symptomatique de la fièvre, de la douleur et désinfection nasale. La paracentèse (perforation tympanique pour évacuer vers le conduit auditif externe le pus collecté dans la caisse du tympan) est proposée en cas d'échec du traitement médical ou justifiée par l'importance de la douleur ou l'aspect très bombé du tympan. En cas d'otites récidivantes une adénoïdectomie (ablation des végétations) est pratiquée. Elle diminue parfois la fréquence des épisodes.

■ *2.2.2. Otite séreuse*

Définition

C'est une complication fréquente des otites moyennes.

Il s'agit d'un épanchement séreux dans l'oreille moyenne avec ou sans rétraction tympanique (otite adhésive).

Elle conditionne la qualité de l'audition et donc l'élaboration du langage.

Traitement

Il est médicamenteux et/ou comporte la pose d'aérateurs tympaniques encore appelés « yoyos ».

DIAGNOSTICS INFIRMIERS PRÉVALENTS

- Douleur (aiguë)
- Risque d'infection (dissémination)
- Altération de la perception sensorielle (auditive)

3. RHINITES ET RHINOPHARYNGITES

3.1. Définition

Il s'agit d'une inflammation de la muqueuse nasale.

Elle se caractérise par une hypersécrétion, une obstruction, une surinfection.

3.2. Types

3.2.1. Rhinites allergiques

Elles sont saisonnières (rhume des foins) ou perannuelles (dues aux acariens, aux animaux...).

Clinique

On retrouve un ensemble de symptômes, tels que :
- rhinorrhée ;
- congestion ;
- irritation ;
- éternuements ;
- prurit nasal et/ou oculaire ;
- larmoiement.

Traitement

- Désensibilisation progressive.
- Éviction allergène (par exemple : chien, chat...).
- Antihistaminiques (par exemple : Zyrtec®).

3.2.2. Rhinopharyngites

Définition

Ce sont des pathologies de base de l'enfant.

Il s'agit d'affections récidivantes pratiquement obligatoires et témoignant de « l'apprentissage » immunitaire auquel tout individu est confronté.

Clinique

- Fièvre.
- Écoulement nasal souvent clair, puis purulent.
- Picotement pharyngé.
- Toux...

Étiologie

Elle est virale, mais la surinfection bactérienne est fréquente et rapide.

Ils existent des facteurs favorisants, liés à l'environnement (collectivité, tabagisme passif, pollution urbaine, chauffage excessif...).

Elle a un caractère récidivant, voire chronique.

Des complications plus ou moins fréquentes ou graves existent : otites, mais aussi sinusites, ethmoïdales, bronchites, laryngites.

Traitement

Il est symptomatique et local. Un volet préventif est essentiel :
- mouchage ;
- désinfection nasale ;
- hygiène de vie ;
- aération des locaux ;
- chauffage modéré ;
- prévention de l'allergie ;
- lutte contre le tabagisme.

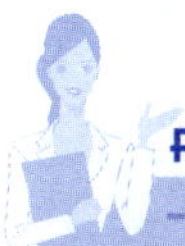

RÔLE INFIRMIER

- Importance des mesures de prévention.
- Montrer aux parents comment réaliser les soins de désobstruction (*voir Fiche 3*).

DIAGNOSTICS INFIRMIERS PRÉVALENTS

- Dégagement inefficace des voies respiratoires
- Mode de respiration inefficace
- Habitudes de sommeil perturbées

Affections bronchopulmonaires

1. BRONCHITES AIGUËS

1.1. Définition et étiologie

Il s'agit d'une inflammation de la muqueuse trachéobronchique.

Son origine est virale, bactérienne, allergique ou chimique.

Cette pathologie de l'enfant est quasi obligatoire.

Les bronchites aiguës sont isolées ou associées à une atteinte du parenchyme pulmonaire (bronchoalvéolite, bronchopneumopathie).

1.2. Clinique

Le principal signe clinique est une toux sèche ou productive.

1.3. Traitement

- Traitement de la fièvre, de la toux.
- Prescription d'antibiotique en cas de besoin.
- Prescription de fluidifiants bronchiques (mucolytiques).

1.4. Pharmacologie : les mucolytiques

1.4.1. Action

Ils stimulent les cellules sécrétrices de mucus et permettent une production qualitativement et quantitativement normale de mucus. Ils rétablissent la viscosité et l'élasticité du mucus, nécessaires à la mobilisation et l'expectoration des sécrétions pathologiques et augmentent les mouvements ciliaires de l'épuration.

1.4.2. Indications

Ils sont indiqués en cas d'affections bronchiques présentant un encombrement respiratoire avec une stagnation des sécrétions de mucus épais.

Les fluidifiants bronchiques sont prescrits à condition que l'enfant puisse évacuer les sécrétions bronchiques par la toux ou la kinésithérapie respiratoire.

▪ 1.4.3. Contre-indications

Ils ne doivent pas être associés avec des antitussifs (qui empêchent l'évacuation des sécrétions) ou des atropiniques (qui assèchent les sécrétions).

▪ 1.4.4. Effets indésirables

– Troubles digestifs (formes orales).
– Risque de liquéfaction brutale des sécrétions bronchiques et d'inondation bronchoalvéolaire chez le sujet incapable d'expectorer.
– Risque de bronchospasme chez l'asthmatique (aérosol).

▪ 1.4.5. Substances

Les médicaments *per os* se présentent sous forme de sirops, solutés buvables, granules, comprimés. Citons, par exemple, l'acétylcystéine et la carbocistéine.

La bromhexine utilisée par voie parentérale peut être diluée dans de l'eau distillée mais ne doit jamais être mélangée avec une solution alcaline, des corticoïdes ou des ampicillines (risque de précipitation).

L'alphadornase administrée en aérosol est surtout indiquée chez les enfants de plus de 5 ans atteints de mucoviscidose.

L'acétylcystéine est administrée en instillations trachéales chez les enfants trachéotomisés.

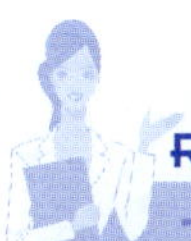

RÔLE INFIRMIER

- Avant tout traitement par fluidifiant bronchique, vérifier que l'enfant est capable d'expectorer (par lui-même ou par la kinésithérapie) et prévoir éventuellement le matériel nécessaire pour une aspiration bronchique en urgence.
- Favoriser l'expectoration en aidant l'enfant à tousser et en favorisant son hydratation.
- Vérifier la prescription médicale de solutions pour aérosols en ce qui concerne la voie d'administration (beaucoup de médicaments n'ont pas l'AMM pour une utilisation en aérosol), le diluant, la concentration de la dilution et la compatibilité des matériaux contenus dans les appareils à aérosols.

DIAGNOSTICS INFIRMIERS PRÉVALENTS

- Dégagement inefficace des voies respiratoires
- Intolérance à l'activité
- Douleur (aiguë)

2. PNEUMOPATHIES

2.1. Pneumopathies bactériennes

Il en existe plusieurs formes.

2.1.1. À staphylocoque

Il s'agit de staphylococcie pleuropulmonaire.

Le tableau est particulièrement grave et rapidement évolutif.

Il associe foyers pulmonaires éventuellement abcédés, « bulles » pulmonaires susceptibles de se rompre dans la cavité pleurale avec constitution d'un épanchement pleural purulent et/ou d'un pneumothorax.

2.1.2. À pneumocoque

Il s'agit d'une pneumonie franche lobaire aiguë.

Le début est brutal avec fièvre élevée.

La radiographie montre une opacité bien limitée, le plus souvent lobaire.

L'évolution est rapidement favorable sous traitement antibiotique.

2.1.3. À mycoplasme

Le *Mycoplasma pneumoniae* est l'agent pathologique responsable.

Il est mal classé : ni virus, ni bactérie, mais responsable des fréquentes atteintes pulmonaires. Il est résistant aux pénicillines.

Cette pneumonie provoque une toux importante et d'éventuelles complications pleurales.

Le traitement se fait par macrolides.

2.2. Pneumopathies virales

Les *Myxovirus influenzae, parainfluenzae, Adénovirus, Coxsackie*, rhinovirus... peuvent être à l'origine des pneumopathies virales.

Plusieurs signes sont caractéristiques : toux, fièvre, atteinte bronchique, alvéolaire, éventuellement pleurale.

L'évolution est en principe spontanément favorable, mais souvent prolongée par une surinfection bactérienne.

2.3. Bronchiolite du nourrisson

2.3.1. Définition

Elle évolue par épidémies de la période hivernale jusqu'au printemps.

Elle est liée, le plus souvent, au virus respiratoire syncytial (VRS).

Elle touche essentiellement le nourrisson, parfois dès les premières semaines.

2.3.2. Signes cliniques

- Toux.
- Dyspnée.
- Fièvre.
- Thorax souvent bloqué, distendu, sifflant et encombré de sécrétions bronchiques.

La gravité du tableau chez le nourrisson nécessite fréquemment l'hospitalisation, parfois la réanimation.

2.3.3. Traitement

- Oxygénothérapie.
- Kinésithérapie respiratoire et humidification des voies respiratoires.

DIAGNOSTICS INFIRMIERS PRÉVALENTS

- Bronchopneumopathie
- Dégagement inefficace des voies respiratoires
- Perturbation des échanges gazeux
- Risque d'infection (contagion)

3. PLEURÉSIES

3.1. Définition et signes cliniques

Il s'agit d'une inflammation de la plèvre, avec le plus souvent un épanchement pleural.

Les signes cliniques sont les suivants :

- toux ;
- dyspnée ;
- douleur thoracique ;
- et, à l'auscultation, une non-transmission des bruits respiratoires.

L'atteinte pleurale se traduit par des signes d'auscultation (frottement pleural) ou radiologiques (épaississement pleural, scissurite).

3.2. Ponction pleurale

Le liquide pleural recueilli précise la nature de l'épanchement et oriente la recherche étiologique

Nature de l'épanchement	Étiologie
Exsudat	Un liquide riche en albumine correspond à une pleurésie sérofibrineuse d'étiologie virale, bactérienne ou tuberculeuse.
Transsudat	Un transsudat ou un hydrothorax oriente vers un épanchement d'origine extrapulmonaire : insuffisance cardiaque ; néphropathie œdémateuse ; hypoprotidémie.
Pyothorax	Un épanchement purulent fait rechercher le germe en cause : staphylocoque ou pneumocoque le plus souvent.
Hémothorax	Un épanchement hémorragique correspond à une étiologie infectieuse, tumorale, hématologique ou traumatique.
Chylothorax	C'est un épanchement pleural d'origine lymphatique.

DIAGNOSTICS INFIRMIERS PRÉVALENTS

- Pleurésie (épanchement pleural)
- Douleur (aiguë)
- Mode de respiration inefficace
- Risque d'infection (pneumonie)

4. MUCOVISCIDOSE

À la fois fréquente, 1 cas pour 2 500 naissances en France, et de pronostic grave, la mucoviscidose est une maladie génétique héréditaire transmise selon le mode autosomique récessif (le gène impliqué est localisé sur le chromosome 7).

4.1. Clinique

C'est une maladie fibrokystique du pancréas qui associe diarrhées chroniques et troubles respiratoires.

Le mucus sécrété, anormalement épais, obstrue canaux pancréatiques et bronches.

Il y a altérations du fonctionnement de toutes les glandes à sécrétion externe :

- malabsorption des graisses ;
- selles fréquentes, abondantes et fétides ;
- échanges respiratoires gênés et infections locales fréquentes par stagnation des glaires et surinfection possible par le pyocyanique.

4.2. Diagnostic

4.2.1. Signes digestifs

Ce sont les diarrhées et l'insuffisance pondérale. Ils sont liés à l'insuffisance pancréatique :

- chez le nouveau-né :
  - retard d'élimination du méconium, au-delà des 24 premières heures,
  - vomissements,
  - abdomen distendu ; chez le nourrisson : surveiller les signes d'une perforation intestinale (diarrhée) ;
- chronique avec selles de volume excessif, odeur particulière et une apparence huileuse).

4.2.2. Signes pulmonaires

Ils conditionnent le pronostic : toux, encombrement bronchique, épisodes de surinfection aboutissant progressivement, mais à un âge variable, à des troubles de ventilation, à des dilatations bronchiques et à une insuffisance respiratoire.

4.2.3. Test de la sueur

Le dosage du chlore dans la sueur est anormalement élevé (supérieur à 60 mEq/L).

4.3. Prise en charge thérapeutique

La prise en charge thérapeutique consiste à préserver la fonction respiratoire par de la kinésithérapie, de l'antibiothérapie ou des traitements inhalés (notamment par Pulmozyme®). La transplantation pulmonaire et la thérapie génique sont 2 autres traitements possibles.

4.3.1. Kinésithérapie respiratoire

- Traitements expectorants, bronchodilatateurs, administration d'aérosols mucolytiques, voire oxygénothérapie si nécessaire.
- Vérifier la prise de ces traitements, leur efficacité, surveiller le rythme respiratoire, le degré d'encombrement bronchique. L'élévation de la température est un critère d'infection.
- Vérifier que les exercices respiratoires sont bien réalisés, même en l'absence du kinésithérapeute.
- S'assurer de la position demi-assise de l'enfant, surtout pendant les aérosols.
- Préparer aussi l'enfant et sa famille à l'endoscopie bronchique (anesthésie générale).

4.3.2. *Antibiothérapie prolongée per os*

Elle se fait par aérosol ou par voie intraveineuse.
Suivre l'efficacité du traitement à partir des recueils de température, des pulsations cardiaques et de l'aspect et de la quantité des crachats.

4.3.3. *Alimentation*

L'alimentation doit être :
- hypercalorique ;
- hyperprotidique ;
- enrichie : en vitamines liposolubles et en acides gras essentiels, en oligoéléments, en sodium. Elle doit être complétée par un traitement substitutif (extraits pancréatiques). Vérifier que les apports sont respectés, que la prise alimentaire est correcte. Le poids et la taille font l'objet de contrôles réguliers (critère de la croissance).

4.4. Éducation de l'enfant et/ou de ses parents

Toilette bronchique	Apprentissage réalisé par le kinésithérapeute
Extraits pancréatiques	Dose adaptée à l'importance des troubles digestifs Prise du médicament au cours du repas, sans croquer le médicament, ne doit jamais être arrêté brusquement
Compléments sodés	Quantités de sodium adaptées aux déperditions
Hygiène de vie	Pratique d'un sport, facilitant le drainage bronchique Environnement sans fumée (tabac) Vaccinations préventives (antimicrobienne ou antigrippale) à jour
Soutien psychologique	Nécessité d'une étroite collaboration entre les professionnels

DIAGNOSTICS INFIRMIERS PRÉVALENTS

- Dégagement inefficace des voies respiratoires
- Risque d'infection, intolérance à l'activité
- Échanges gazeux perturbés
- Risque de suffocation
- Manque de connaissances (besoin d'apprentissage) sur la physiopathologie de la maladie, le traitement médical et les ressources communautaires existantes
- Stratégies d'adaptation familiale inefficaces (soutien compromis)

5. ASTHME

5.1. Définition

L'asthme est la maladie chronique la plus fréquente dans l'enfance. Elle atteint 2 % à 5 % des enfants de moins de 15 ans.

Elle touche près de 10 % de la population pédiatrique.

5.2. Physiopathologie

L'asthme est une inflammation de la muqueuse bronchique associée à une hypersécrétion et à des épisodes plus ou moins intenses et fréquents de bronchoconstriction à l'origine de la crise d'asthme.

Le déclenchement des crises ou la prolongation de la gêne respiratoire sont liés à :

- l'allergie respiratoire, les allergènes les plus fréquents sont les acariens, les poussières de maison, les plumes, les poils d'animaux (chats), les pollens ;
- l'infection virale, notamment en période hivernale ;
- l'effort physique ;
- la pollution en général, dont le rôle est majeur ;
- le tabagisme passif.

5.3. Signes cliniques

Ils sont dominés par la dyspnée à prédominance expiratoire, la toux, l'encombrement bronchique.

L'auscultation est caractéristique avec des sifflements et des râles bronchiques (ronchus) réalisant un bruit comparable à celui d'un pigeonnier.

5.4. Traitement

La crise d'asthme peut être mortelle.

Une hospitalisation ou une surveillance très rapprochée est nécessaire afin de dépister les signes de mauvaise tolérance : fatigue, cyanose, sueurs.

Les traitements sont les suivants :

- les bronchodilatateurs (bêta-2-mimétiques, salbutamol, anticholinergiques) ;
- les corticoïdes, qui limitent l'inflammation de la muqueuse bronchique.
Les chambres d'inhalation permettent l'administration efficace des bronchodilatateurs ou corticoïdes.

À ces 2 pôles principaux, s'ajoutent :

- les antibiotiques ;
- la kinésithérapie respiratoire ;
- l'activité sportive essentielle chez l'enfant ;
- les traitements « de fond » (cromones, théophylline retard, médicaments antihistaminiques) ;
- la désensibilisation, qui s'envisage en fonction des résultats du bilan allergologique.

L'évolution doit être surveillée : épreuves fonctionnelles respiratoires (EFR) et surveillance du « débit de pointe » par l'enfant lui-même (*peak flow*).

Un traitement préventif est fondamental : éviction des allergènes et prévention du tabagisme passif.

5.5. Pharmacologie : antiasthmatiques

5.5.1. Bronchodilatateurs bêtamimétiques

Action

Les bêta-2-mimétiques exercent une action prédominante sur les récepteurs bêta-2-adrénergiques bronchiques, vasculaires et utérins. Ils stimulent donc les muscles lisses des bronches et provoquent ainsi une bronchodilatation. Aux doses thérapeutiques usuelles, ils agissent peu sur les récepteurs bêta-1-cardiaques. Lorsqu'ils sont administrés localement par nébulisation, ils n'entraînent pratiquement aucun retentissement cardiovasculaire.

Indications

Bronchodilatateurs	Indications
Aérosols doseurs en flacons pressurisés et poudres pour inhalation buccale	- Crise d'asthme - Traitement de fond (généralement en association avec des corticoïdes inhalés) de l'asthme et des autres bronchopneumopathies obstructives - Prévention de l'asthme d'effort

Solutions pour aérosol	– Crise d'asthme sévère – Asthme aigu sévère – Poussées aiguës des bronchopneumopathies aiguës
Formes orales	– Traitement de fond de l'asthme et des autres bronchopneumopathies obstructives – Prévention de l'asthme d'effort
Injection sous-cutanée ou intramusculaire	Crise d'asthme sévère
Perfusion intraveineuse	– Crise d'asthme sévère – État de mal asthmatique

Contre-indications

- Médicaments inhalés : hypersensibilité à l'un des composants (rare).
- Formes orales et parentérales : infarctus du myocarde aigu, angor, insuffisance coronarienne sévère et, de façon plus relative, hyperthyroïdie, affection cardiaque congénitale ou acquise, hémorragie utérine, association aux IMAO et aux bêtabloquants.

Effets indésirables

Il peut exister une accoutumance au médicament et aggravation des crises, surtout si les prises sont trop fréquentes.

Citons aussi : tachycardie, palpitation, troubles du rythme cardiaque, agitation, tremblements, sueurs surtout avec les formes orales ou parentérales ou bien en cas de surdosage.

Substances

Le salbutamol, la terbutaline peuvent être administrés *per os*, par voie parentérale ou en inhalation par aérosols doseurs, inhalateurs de poudre ou nébuliseurs.

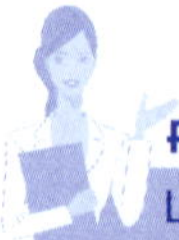

RÔLE INFIRMIER

L'enfant et ses parents doivent être sensibilisés pour une administration correcte des médicaments. Si les bêta-2-mimétiques en aérosol doseur sont très appréciés pour leur commodité et leur rapidité d'action, leur mauvaise utilisation peut toutefois donner lieu à des accidents graves car une répétition trop fréquente des prises expose à une accoutumance avec aggravation progressive des crises et risque de crise à l'arrêt brusque du traitement.
L'enfant doit prendre son médicament de façon adéquate en fonction de la méthode d'inhalation et l'entourage doit contrôler le nombre de prises quotidiennes.
L'emploi de doses supérieures aux doses thérapeutiques doit inciter à consulter un médecin immédiatement.

5.5.2. *Anticholinergiques*

Action

Les anticholinergiques antiasthmatiques inhibent l'augmentation du tonus des bronches et la bronchoconstriction réflexe.

Indications

Ils sont indiqués dans la crise d'asthme, le traitement de fond de l'asthme et des bronchopneumopathies chroniques obstructives.

Contre-indications

L'hypersensibilité (exceptionnelle) à l'un des composants est une contre-indication.

Effets indésirables

Elle peut provoquer sécheresse buccale et irritation pharyngée.

Substances

L'ipratropium bromure et l'oxitropium bromure existent en flacons pressurisés pour administration en spray. L'ipratropium bromure se présente également en solution pour inhalation par nébuliseur.

5.5.3. Corticoïdes en inhalation

Action

Les corticoïdes ont une action anti-inflammatoire puissante sur l'inflammation bronchique, symptôme majeur de l'asthme.

Indications

Ils ont indiqués dans le traitement de fond de l'asthme, la toux spasmodique, la bronchite asthmatiforme de l'enfant, les bronchopneumopathies chroniques obstructives.

Contre-indications

- Tuberculose pulmonaire évolutive ou latente non traitée.
- Ulcère digestif évolutif non traité et non surveillé.

Effets indésirables

Ils peuvent provoquer une gêne pharyngée, une raucité de la voix, une toux, des candidoses oropharyngées.

Substances

La béclométasone dipropionate (Bécotide®) ou la budésonide (Pulmicort®) sont administrées en aérosols doseurs (*voir fiche 17*).

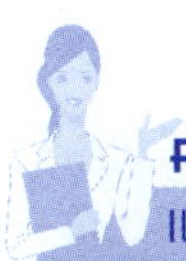

RÔLE INFIRMIER

Il est recommandé à l'enfant de se rincer la bouche et d'avaler un verre d'eau après l'inhalation, pour éviter la survenue de candidoses oropharyngées.
L'administration en aérosol semble limiter les effets indésirables des corticoïdes.
Toutefois, garder à l'esprit qu'une administration locale peut engendrer les mêmes effets systémiques que l'administration orale ou parentérale.

DIAGNOSTICS INFIRMIERS PRÉVALENTS

- Dégagement inefficace des voies respiratoires
- Perturbation des échanges gazeux
- Anxiété (préciser le degré)
- Respiration spontanée altérée
- Mode de respiration inefficace

6. COQUELUCHE

6.1. Définition

La coqueluche est une maladie infectieuse à contagion interhumaine, liée au bacille de Bordet-Gengou en recrudescence.

Il s'agit de complications respiratoires ou neurologiques, de la survenue de quintes asphyxiantes ou d'apnées d'allure syncopale.

L'hospitalisation est indispensable.

6.2. Signes cliniques

Après quelques jours de rhinite ou de toux d'allure banale, des quintes très caractéristiques de la maladie apparaissent :

- l'enfant tousse par accès successifs avec une protraction de la langue, une cyanose progressive plus ou moins intense et des reprises inspiratoires bruyantes (chant du coq) ;
- la quinte peut aboutir à un malaise grave ;
- la fin de la quinte est souvent marquée par le rejet d'une expectoration filante, visqueuse, accompagnée de vomissements ;
- les quintes vont de quelques-unes à plusieurs dizaines, épuisantes pour l'enfant (et sa famille) et gênant l'alimentation ;
- les quintes chez le tout-petit peuvent être menaçantes et comporter ou se limiter à une apnée.

6.3. Traitement

L'hospitalisation est systématique pour les enfants de moins de 3 mois.

La phase maximale des quintes peut durer 3 semaines environ, avant de s'atténuer progressivement.

Les traitements visent à diminuer les quintes :

- antitussifs ;
- phénobarbital à petites doses ;
- antibiotiques (spiramycine).

Un traitement préventif existe : **la vaccination**.

Il faut éviter la contamination des bébés par les adultes qui toussent.

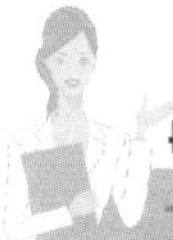

RÔLE INFIRMIER

- Soins de nursing.
- Matériel nécessaire pour faire face à une quinte grave :
  - oxygène ;
  - matériel d'aspiration et de ventilation (Ambu®).

1. Information

- Évoquer la possibilité d'un transfert du nourrisson dans une unité de surveillance continue si l'état clinique s'aggrave.
- Rechercher :
  - un contage familial (fratrie d'âge scolaire) ;
  - l'existence d'une hypotrophie (mucoviscidose) ;
  - l'existence d'antécédents neurologiques.

2. Conduite à tenir selon l'évolution

- Si le nourrisson se cyanose, est inerte, couvert de sueurs et s'il présente quelques mouvements cloniques, puis s'arrête de respirer : il faut mettre en route une réanimation précoce avec une surveillance constante cardiorespiratoire par monitorage :
  - fréquence respiratoire : utiliser la cotation de Silverman ;
  - pulsations : dépister tout signe de bradycardie ;
  - comportement et mouvements des membres : rechercher l'apparition de clonies.
- Vomissements :
  - dépister les fausses routes alimentaires et la présence de sang ;
  - arrêter la prise de biberon au moindre doute.
- Prise alimentaire difficile :
  - faire boire l'enfant souvent et par petites quantités (50 à 70 mL) ;
  - ne jamais confier les biberons à des personnels inexpérimentés et, si la mère veut donner le biberon, rester à ses côtés.
- Poids : dépister les premiers signes de déshydratation, voire de dénutrition (perte de poids accrue, apparition d'un pli cutané, sécheresse de la langue, dépression de la fontanelle).
- Température :
  - rechercher une hyperthermie ou tout signe de surinfection pulmonaire ou de début d'encéphalite ;
  - découvrir l'enfant et prévenir sans délai le pédiatre.

- Encombrement rhinopharyngé :
  - désobstruer l'enfant délicatement (*voir fiche 3*) ;
  - aspirer les sécrétions très prudemment pour ne pas provoquer des quintes de toux.
- Présence des parents : vivement recommandée :
  - ce sont eux qui calmeront le mieux leur enfant entre les quintes, pour cela, leur montrer comment prendre l'enfant s'il est perfusé ;
  - rassurer les parents et les réconforter pour leur permettre d'être plus efficaces auprès de leur enfant.

3. Traitement en unité de soins

- Isolement : de type respiratoire.
- Position :
  - position demi-assise pour lutter contre l'encombrement bronchique ;
  - position latérale en cas de vomissements alimentaires ou glaireux.
- Transmissions : noter impérativement les quintes de toux et la façon dont l'enfant récupère.
- Prescription d'aérosols :
  - but : fluidifier les sécrétions ;
  - veiller à ce que la nébulisation continue ne refroidisse pas l'enfant.
- Oxygénothérapie :
  - utiliser l'enceinte de Hood (*voir fiche 16*) ;
  - s'assurer que l'oxygène est humidifié et réchauffé ;
  - surveiller attentivement le débit (air et oxygène) et la concentration en oxygène ;
  - saturation en oxygène (SaO_2) contrôlée avec un oxymètre.
- Voie veineuse : surveiller la voie veineuse et le point de ponction :
  - retour veineux ;
  - rougeur ;
  - douleur ;
  - induration ;
  - gonflement autour de l'aiguille épicrânienne ou du cathéter périphérique utiliser toujours un régulateur de débit (mL/h).
- Radiographie : au lit du malade.
- Alimentation :
  - poser, sur prescription, une sonde gastrique (*voir fiche 14*) ;
  - aspirer les résidus gastriques et les évaluer avant tout gavage ;
  - veiller à ce que l'enfant soit toujours tenu en position demi-assise et qu'il fasse un rot comme après une prise de biberon.

DIAGNOSTICS INFIRMIERS PRÉVALENTS

- Mode de respiration inefficace
- Échanges gazeux perturbés
- Risque de déshydratation
- Hyperthermie
- Habitudes de sommeil perturbées
- Risque déficit du volume liquidien

7. PRIMO-INFECTION TUBERCULEUSE

7.1. Définition

La tuberculose primaire est l'ensemble des manifestations correspondant chez l'enfant au 1er contact infectant avec le bacille tuberculeux, le bacille de Koch (BK).

7.2. Diagnostic et bilan

Le diagnostic est posé lorsque les réactions tuberculiniques, qui étaient négatives, deviennent positives.

Un bilan est alors réalisé :

- examen clinique détaillé ;
- radiographie du thorax ;
- tubages gastriques à la recherche de BK ;
- autres examens selon le cas : endoscopie bronchique, ponction lombaire...

Deux situations sont possibles :

- primo-infection latente : tous les examens sont négatifs. Il s'agit d'un simple « virage de cuti ». Ce constat nécessite cependant un traitement pendant 6 mois ;
- primo-infection patente : elle correspond à une tuberculose-maladie. Elle comporte :
  - une atteinte de l'état général (fièvre, amaigrissement),
  - une atteinte ganglionnaire médiastinale,
  - une atteinte pulmonaire parenchymateuse variable, directe ou par l'intermédiaire de troubles de ventilation. On recherche des signes de dissémination de la maladie (atteinte méningée).

7.3. Traitement

Il faut associer initialement 4 antituberculeux pendant 2 mois, relayés ensuite par 2 antituberculeux.

La durée totale du traitement peut, selon les protocoles et les constatations cliniques, varier de 6 mois à 1 an.

Traitement préventif : traitement efficace de la tuberculose de l'adulte contaminant dont la recherche est impérative.

Vaccination par le BCG.

DIAGNOSTICS INFIRMIERS PRÉVALENTS

- Risque infectieux (par contage)
- Respiration spontanée altérée
- Échanges gazeux perturbés

Notes

Affections digestives

Processus obstructif

Processus inflammatoires et infectieux

1. RÉGURGITATIONS ET REFLUX GASTRO-ŒSOPHAGIEN

1.1. Régurgitations physiologiques

Liées à l'immaturité du sphincter gastro-œsophagien, les régurgitations se caractérisent par un mélange de lait et de salive expulsé sans douleur juste après le repas. Elles sont bénignes et disparaissent spontanément vers l'âge de 4/5 mois.

1.2. Reflux gastro-œsophagien (RGO)

Le reflux gastro-œsophagien est dit « simple » lorsqu'il se limite à une remontée passive du contenu gastrique vers les voies aérodigestives supérieures. Il est dit « compliqué » lorsqu'il s'associe à une œsophagite et/ou à des signes extradigestifs (inhalation).

1.2.1. Signes cliniques

- Rejets abondants associés à des gênes ou des douleurs sans effort de vomissement.
- RGO contrôlé par un simple épaississement des biberons ou par l'utilisation de laits préépaissis antirégurgitations.
- Œsophagite de degré variable.
- Épisodes laryngés ou bronchiques à répétitions (liés aux fausses routes répétées).

1.2.2. Traitement

- Traitement hygiénodiététique (symptomatique) : laits épaissis, position postprandiale verticale.
- Antiacides et/ou protecteurs gastriques.
- Antisécrétoires (inhibiteurs de la pompe à protons).

RÔLE INFIRMIER

- Identifier le reflux gastro-œsophagien.
- Rassurer les parents.
- Si besoin, donner les conseils hygiénodiététiques à la famille :
  - position adaptée à la prise des repas ;
  - limiter les activités postprandiales ;
  - éviter les jus de fruits ;
  - utiliser des laits épaissis ;
  - adapter correctement la tétine et le débit de la tétine au lait ;
  - respecter un intervalle de minimum 2 heures entre les biberons.

2. DOULEURS ABDOMINALES IDIOPATHIQUES

2.1. Définition

C'est un ensemble de syndromes douloureux abdominaux plus ou moins récidivants, pour lesquels des examens minutieux ne retrouvent aucune cause.

2.2. Clinique

- Âge de prédilection : âge scolaire.
- Localisation des douleurs : fréquemment périombilicale.
- Douleurs isolées, sans fièvre, sans troubles notables du transit et cédant généralement au sommeil.
- Causes : problèmes psychologiques, scolaires, anxiété, allergies alimentaires, phénomènes spasmodiques, phénomènes migraineux, constipation...
- Risque : méconnaître un problème organique authentique.

RÔLE INFIRMIER

- Observation du comportement.
- Évaluation de la douleur.
- Surveillance du transit.
- Recherche d'éventuels signes généraux (fièvre, altération du faciès, troubles du sommeil).

3. CANDIDOSE OROPHARYNGÉE

3.1. Définition

La candidose oropharyngée, couramment dénommée « muguet », est une colonisation par un champignon, le *Candida albicans*, d'une partie plus ou moins étendue des muqueuses digestives, à point de départ généralement buccal. La contamination orale se fait très fréquemment par l'intermédiaire des tétines et survient fréquemment à l'issue d'un traitement antibiotique.

3.2. Signes cliniques

- Difficultés lors de la prise des biberons.
- Refus alimentaire.
- Éventuellement troubles digestifs du type diarrhée.
- Présence de dépôts blancs plus ou moins étendus, ressemblant à du lait, mais adhérents à la muqueuse buccale.

3.3. Traitement

Il consiste en des soins de bouche à l'eau bicarbonatée ou badigeonnages avec des antimycosiques associés à une prise *per os* d'antimycosiques. Ces candidoses buccales ou digestives s'accompagnent souvent de candidoses cutanées, avec érythème fessier mycosique, qui font l'objet de soins préventifs ou de traitements locaux.

3.4. Mesures complémentaires

- Éviter les aliments chauds (accentuent la douleur), favoriser les aliments froids ou tièdes.
- Éviter les jus de fruits (acides).
- Nettoyer et stériliser l'ensemble des tétines.
- Nettoyer quotidiennement les jouets que l'enfant a pu porter à la bouche.

4. STÉNOSE DU PYLORE

4.1. Définition

La sténose du pylore est une affection typiquement pédiatrique, spécifique du petit nourrisson qui touche plus particulièrement les garçons.

Une hypertrophie musculeuse se forme autour du pylore (olive pylorique) constituant un obstacle plus ou moins complet à l'évacuation gastrique.

Le pronostic est excellent et les récidives sont exceptionnelles.

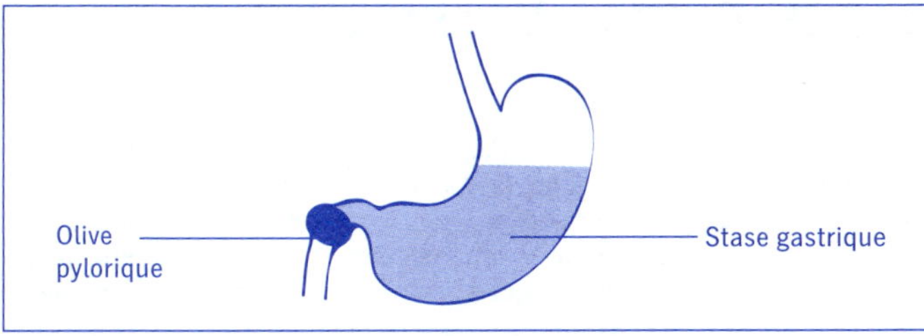

Figure : Sténose du pylore

4.2. Clinique

Les signes apparaissent dans le 1er mois :
- vomissements en jet, d'intensité croissante ;
- appétit conservé ;
- stagnation ou perte pondérale ;
- absence de diarrhée ;
- pleurs importants du nourrisson dus à la faim et à la douleur.

Examen après la prise d'un biberon : estomac en lutte contre l'obstacle, sous forme d'ondulations péristaltiques nettes, sous la paroi abdominale.

Diagnostic confirmé par un transit baryté ou par l'échographie qui objective l'olive pylorique.

4.3. Traitement

Le traitement chirurgical est simple et rapidement efficace. Il consiste à « ouvrir » l'olive pylorique (pylorectomie extramuqueuse) pour restaurer la perméabilité du pylore.

RÔLE INFIRMIER

1. Prise en charge à l'arrivée

Deux possibilités :
- état clinique conservé : réaliser sur prescription les examens complémentaires demandés, appeler l'anesthésiste pour la visite préanesthésique ;
- état clinique critique : prise en charge thérapeutique urgente (déshydratation).

2. Recueil de données

- Les antécédents :
  - naissance à terme ;
  - mensurations... ;
  - difficultés alimentaires, rejets, difficulté de transit intestinal pendant la période néonatale ;
  - prise de poids depuis la naissance.
- Notion « d'intervalle libre » : en principe, de la naissance à 21-30 jours, il n'existe pas d'antécédents particuliers.
- Caractère des vomissements.
- Conservation de l'appétit.
- Présence de constipation, d'hyperthermie.
- Établir une relation d'aide avec les parents et obtenir l'autorisation d'opérer.

3. Intervention

Pylorotomie extramuqueuse après la correction d'éventuels désordres hydroélectrolytiques.

4. Sortie du bloc opératoire

- Réalisation d'un bandage de contention pour empêcher une désunion ou une éventration en cas de toux ou de pleurs importants.
- Maintien de la voie veineuse selon la prescription.
- Prise d'antalgiques : ils peuvent être pris dans les bras, une tétine peut être proposée pour éviter que l'enfant ne pleure.
- Surveillance de la température et de la pression artérielle.
- Attente de l'autorisation du médecin-anesthésiste avant de donner un biberon d'eau sucrée.

5. Lendemain de l'intervention

- Arrêter la perfusion sur prescription si la tolérance alimentaire est bonne (absence de vomissements ou de cris pendant et après les biberons).
- Surveiller :
  - la propreté du pansement ;
  - le retour à un comportement habituel ;
  - la prise alimentaire ;
  - la reprise du poids et du transit.

6. Sortie

Elle se fait le 4e jour postopératoire.

Un rendez-vous avec le chirurgien est fixé 26 jours plus tard.

Tout comportement anormal inexpliqué, avec pleurs, cris et/ou reprise des vomissements demande une consultation pédiatrique immédiate.

5. HERNIE INGUINALE

5.1. Définition

C'est la plus fréquente des hernies, et est susceptible de complications (étranglement herniaire). Il s'agit d'une irruption par l'orifice herniaire de viscères (anses intestinales) qui suivent le trajet du canal inguinal, en raison de la non-fermeture de ce dernier et d'une déhiscence musculaire. Le trajet herniaire aboutit chez le garçon dans le scrotum et chez la fille dans la région latéropubienne.

5.2. Clinique

5.2.1. Hernie réductible

Une pression douce permet la réintégration de son contenu dans la cavité abdominale.

5.2.2. Hernie non réductible

Dans le cas contraire : suspecter un étranglement herniaire, qui peut aboutir à des lésions irréversibles du contenu herniaire :

- signes de l'étranglement herniaire :
  - douleur locale, vive à la palpation du collet herniaire,
  - impossibilité de la réduction,
  - association de signes généraux du type vomissements ;
- intervention chirurgicale immédiate ;
- chez la petite fille, le contenu herniaire comporte souvent l'ovaire.

6. INVAGINATION INTESTINALE AIGUË

6.1. Définition

L'invagination intestinale aiguë est une urgence.

C'est un accident mécanique de la motricité intestinale.

Souvent à partir de la région iléocæcocolique, l'intestin se retourne à la façon d'un doigt de gant et suit le trajet colique. Cela aboutit à la constitution d'un « boudin d'invagination », avec souffrance intestinale et syndrome occlusif.

Elle touche préférentiellement, mais non exclusivement, le jeune enfant entre 6 et 18 mois.

6.2. Clinique

6.2.1. Symptômes classiques

- Refus des biberons.
- Vomissements.
- Surtout crises douloureuses abdominales à début et fin brusques, entrecoupées de périodes où l'enfant se comporte normalement. La survenue de crises douloureuses abdominales entrecoupées de périodes calmes, chez un nourrisson antérieurement bien portant, doit faire penser à l'invagination intestinale.

6.2.2. Diagnostic

Il est confirmé par le lavement baryté et/ou l'échographie.

6.2.3. Traitement

Il consiste à la réduction par lavement complétée ou contrôlée au moindre doute par une intervention chirurgicale qui s'assure de l'absence de cause locale éventuelle (ganglions, tumeur cæcale...).

7. APPENDICITE AIGUË

7.1. Définition

C'est une urgence chirurgicale susceptible de complications graves, voire mortelles en l'absence d'un diagnostic suffisamment précoce.

7.2. Clinique

7.2.1. Tableau habituel

- Fièvre, en général modérée.
- Douleurs abdominales continues mais variables, prédominant dans la fosse iliaque droite.
- Vomissements ou nausées.
- Altération nette de l'état général, avec pâleur.

7.2.2. Examen clinique

Il montre une douleur à la palpation de la fosse iliaque droite (point de Mc Burney).

7.2.3. Examens complémentaires

- Numération formule sanguine à la recherche d'une hyperleucocytose.
- Dosage de la protéine C-réactive.
- Contrôle de la négativité des bandelettes urinaires.
- Radiographie d'abdomen sans préparation, ou échographie.

L'appendicite du tout jeune enfant et du nourrisson est trompeuse et grave car découverte au stade de péritonite.

7.3. Traitement chirurgical

Il consiste en une appendicectomie en urgence.

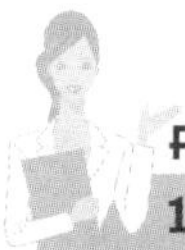

RÔLE INFIRMIER

1. Installation

- Installer le jeune enfant en position proclive.
- Le maintenir dans un harnais et incliner le matelas. Cette installation évite le reflux gastrique et les fausses routes. Suivi postopératoire

2. Indication

Cette position est préconisée dans les interventions de sténose du pylore et d'atrésie de l'œsophage.

3. Suivi postopératoire

Surveiller :
- l'abdomen (risque de ballonnements) ;
- l'apparition d'œdèmes des membres inférieurs ;
- les drains (quantité, couleur) ;
- la position et la fixation solide de la sonde gastrique ;
- l'aspiration de la sonde gastrique (perméabilité, résidus, absence de nausées et de vomissements), la colonne graduée et le manomètre de vide ;
- le bon positionnement de l'enfant dans le harnais.

4. Surveillance des complications

- L'hémorragie : elle peut être extériorisée par le drainage ou interne avec un état de choc.
- En cas de résection intestinale, l'émission de selles sanglantes, en quantité modérée, est rarement un signe de gravité.
- L'éviscération est une urgence extrême. Cependant, le dépistage peut être difficile. Une cicatrice qui suinte beaucoup est très suspecte d'« éviscération couverte » où seule la peau recouvre l'intestin.

Aussi :
- signaler au chirurgien toute plaie « inhabituelle » ;
- en cas d'éviscération :
  - la limiter par un bandage de la cicatrice si les anses ne sont pas extériorisées, ou par un champ stérile et sec ou des compresses stériles si les anses sont extériorisées (*voir fiche 14*),
  - poser une sonde d'aspiration gastrique sur prescription médicale,
  - réaliser un abord veineux et débuter le traitement antalgique prescrit.

- L'occlusion fonctionnelle impose un arrêt de l'alimentation.
- Fistule et abcès abdominaux nécessitent une reprise au bloc opératoire.
- L'abcès de paroi se résorbe avec les soins infirmiers.
- Septicémie : surveiller régulièrement la température de l'enfant. En cas d'anormalité, prévenir le chirurgien.
- Drains et cathéters : vérifier qu'ils ne sont ni arrachés, ni bouchés et vérifier la quantité du liquide.

DIAGNOSTICS INFIRMIERS PRÉVALENTS

- Douleur (aiguë)
- Risque de déficit de volume liquidien
- Risque d'infection

8. SYNDROME DU CÔLON IRRITABLE

8.1. Signes cliniques

Troubles du transit :
- diarrhées variables d'un jour à l'autre avec selles glaireuses alternant avec des phases de constipation ;
- douleurs abdominales.

8.2. Traitement

Règles diététiques simples :
- diminution des sucres alimentaires, notamment des boissons sucrées ;
- prise de médicaments actifs sur la motricité intestinale ou sur les facteurs spasmodiques.

Notes

Affections parasitaires

1. ASCARIDIASE

1.1. Définition

L'ascaridiase est une infestation par *Ascaris lumbricoides*, nématode dont l'aspect est celui d'un ver de terre, blanc ou rosé, de 10 à 20 cm de long.

La transmission se fait par ingestion d'œufs embryonnés par l'intermédiaire d'aliments souillés.

1.2. Clinique

Elle retrouve des troubles digestifs variables : douleurs abdominales, diarrhées, troubles de l'appétit.

1.3. Traitement

Il se fait par voie orale : médicaments actifs sur les « vers ronds ».

Des règles d'hygiène alimentaire permettent également de prévenir les réinfestations (lavage des mains avant le repas).

2. OXYUROSE

2.1. Définition

L'oxyurose est une infestation par oxyure ou *Enterobius vermicularis* qui est un ver parasite qui vit dans le gros intestin du corps humain.

Elle se manifeste principalement par un prurit anal survenant le soir.

2.2. Traitement

Deux prises, à 3 semaines de distance : Povanyl®, Combantrin® ou Fluvermal®.

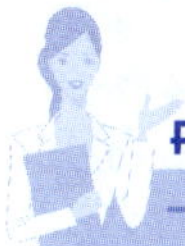

RÔLE INFIRMIER

- Signaler à la famille la coloration des selles en rouge par le Povanyl®.
- Insister sur les règles d'hygiène indispensables :
  - lavage soigneux des mains après passage aux toilettes et avant les repas ;
  - ongles courts et brossés ;
  - pyjama fermé pour éviter le grattage nocturne ;
  - changer et laver les draps, linge de toilette régulièrement.

3. LAMBLIASE

3.1. Définition

La lambliase est une infestation digestive par *Giardia intestinalis* (protozoaires flagellés).

3.2. Traitement

Cette affection se traite par dérivés imidazolés (Flagyl®).
Surveillance et traitement de l'entourage.

4. TÆNIASIS

4.1. Définition

Le tæniasis peut être causé par 2 espèces de la classe des cestodes : le *Tænia saginata* (tænia du bœuf) dont l'infection est peu symptomatique chez l'homme et *Tænia solium* (tænia du porc) dont la dissémination des larves dans l'organisme peut provoquer la cysticercose.

La contamination se fait par la viande peu cuite.

4.2. Signes cliniques

- Douleurs abdominales.
- Modifications de l'appétit (anorexie ou boulimie).
- Amaigrissement.

4.3. Traitement

Il se fait par niclosamide (Trédémine®).

DIAGNOSTICS INFIRMIERS PRÉVALENTS

- Affections parasitaires
- Risque d'atteinte à l'intégrité de la peau (par grattage)
- Risque d'alimentation excessive (Tænia)

Notes

Affections dermatologiques

Processus inflammatoire et infectieux

1. ÉRYTHÈME FESSIER

1.1. Causes

- Irritation directe de la peau par les urines et les selles, notamment en cas de diarrhée (modification du pH cutané).
- Infections cutanées secondaires, bactériennes ou mycosiques.
- Mauvaise tolérance des substances en contact avec la peau du bébé (cellulose et matières plastiques des couches, produits de toilette inadaptés ou allergisants, changes trop hermétiques).
- Hygiène insuffisante ou mal expliquée aux familles.

1.2. Clinique

1.2.1. Érythème fessier classique

Il prédomine sur les convexités et réalise un aspect en « W » respectant les plis inguinaux et interfessiers.

Ce sont des lésions érythémateuses et plus ou moins suintantes.

1.2.2. Dermite papuloérosive

Elle comporte des lésions disséminées sur l'ensemble du siège, avec papules arrondies suintantes et des intervalles de peau saine.

Elle est liée à la production d'ammoniac par certains germes et à une hygiène défectueuse.

1.2.3. Érythème psoriasiforme

Il présente des « médaillons » s'étendant sur l'abdomen.

1.2.4. Maladie de Leiner-Moussous

Il touche le siège et la tête, puis l'ensemble des téguments, avec lésions érythématosquameuses extensives.

Son évolution est favorable mais lente sur plusieurs semaines.

▪ *1.2.5. Mycoses du siège*

Elles sont liées à un champignon, *Candida albicans*.

Elles sont fréquentes.

C'est un érythème fessier plus ou moins suintant, surinfecté et ne respectant pas les plis (intertrigo). Une candidose oropharyngée s'y associe souvent.

1.3. Prévention

Changes avant ou après chaque repas, avec savonnage, rinçage, séchage, notamment au niveau des plis.

Les crèmes pour érythème fessier ne remplacent pas une toilette soigneuse.

La plupart des laits de toilette nettoient moins que le savon et l'eau.

Le savon de Marseille non parfumé reste un produit simple et de référence.

Le liniment oléocalcaire, constitué d'un mélange d'huile d'olive et d'eau de chaux, est également utilisé depuis des dizaines d'années. Son efficacité reste incontestable à l'heure actuelle.

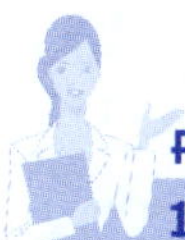

RÔLE INFIRMIER

1. Recueil de données

- Poids et taille de l'enfant (répercussion sur l'état général).
- Rythme et type de changes utilisés.
- Emploi habituel de lait de toilette, de pommade, d'antiseptique et leur choix.
- Nature des selles.
- Existence d'une diarrhée récente ou d'une infection urinaire.
- Prescription récente d'un traitement et sa nature.
- Antécédents dermatologiques familiaux.
- Point de départ de l'érythème.
- Alimentation : acceptation, comportement (refus, pleurs).
- Présence d'une candidose oropharyngée.

2. Soins de l'intertrigo

- Veiller à la propreté constante de la région anale en la lavant avec de l'eau et du savon neutre non parfumé.
- Ne jamais utiliser de lait de toilette sur un début d'irritation cutanée.
- Appliquer des pommades à visée préventive, mais seulement sur une zone précise.
- Changer l'enfant aussi souvent que possible.
- Si la température ambiante le permet, laisser le siège de l'enfant à l'air.

3. Soins de la dermite papuloérosive

- Appliquer les mêmes précautions d'hygiène que pour l'intertrigo.
- Conduire la thérapeutique prescrite et traiter la douleur en cas de dermite érythémateuse.
- Faciliter la cicatrisation pour retrouver l'intégrité cutanée.
- Éviter l'extension et la complication infectieuse locale.
- Réaliser les prélèvements bactériologiques prescrits avant le début des soins.
- Laver soigneusement le siège de l'enfant avec de l'eau et du savon neutre ou donner un bain avec un antiseptique.
- Sécher méticuleusement la peau.
- Appliquer soit un antiseptique local soit une pommade antifongique dans le cas de mycose.
- Si la température de la pièce le permet, laisser le siège de l'enfant à l'air.
- Assurer des changes aussi souvent que nécessaire.
- En présence des parents, insister sur :
  - le respect de la dilution de l'antiseptique prescrit ;
  - le rinçage soigneux ;
  - l'application de pommade sur la zone de l'érythème et en périphérie.

DIAGNOSTICS INFIRMIERS PRÉVALENTS

- Douleur
- Risque d'infection

2. ECZÉMA

2.1. Définition générale

L'eczéma est une affection dermatologique très connue. Il atteint l'enfant dès les premiers mois de la vie.

2.2. Types d'eczéma

2.2.1. Eczéma de contact

Il est très caractéristique : lésions directement localisées aux zones de contact avec un produit irritant ou allergisant comme le nickel des bijoux ou des boutons de vêtements.

2.2.2. Eczéma constitutionnel

Définition

Il est appelé aussi dermatite atopique.

Sa prévalence est difficile à déterminer. Dans les différents pays européens, elle varie de 7 % à 28 %. Ce type d'eczéma se serait développé dans les années 1960 à 1990 mais les chiffres semblent stables depuis les années 2000[1].

La cause de l'eczéma pourrait être génétique. Néanmoins l'accroissement brutal de sa prévalence dans les pays industrialisés entre 1960 et 1990 laisse penser que l'environnement et le mode de vie ont une influence prépondérante sur son développement.

Clinique

Il débute vers l'âge de 3 mois, fréquemment précédé d'une dermatose séborrhéique ou « croûtes de lait ». Les lésions cutanées touchent l'ensemble des téguments mais respectent le visage, le nez, le pourtour de la bouche et les paupières.

Les zones les plus fréquemment atteintes sont les joues, le front, le thorax et les membres. L'atteinte des plis du coude et des creux poplités est très caractéristique.

Les lésions cutanées sont érythémateuses, microvésiculaires et suintantes.

Les 2 caractères cliniques essentiels sont le prurit avec les lésions secondaires de grattage et l'évolution vers la sécheresse cutanée (xérose). Il évolue par poussées, l'infection cutanée est un élément essentiel dans la physiopathologie du déclenchement et de l'évolution de l'eczéma.

Traitement

Un eczéma constitutionnel sur deux disparaît avant l'âge de 5 ans. Mais 10 à 15 % persisteront jusqu'à l'âge adulte[1].

Quel que soit l'âge, le traitement consiste à :

- lutter contre l'inflammation : utilisation rationnelle des pommades corticoïdes ou d'anti-inflammatoires non-stéroïdiens ;
- lutter contre l'infection : bains, antiseptiques, traitements antibiotiques locaux et éventuellement généraux ;
- lutter contre la sécheresse cutanée : préparations diverses (*cold cream*, cérat, savons surgras...).

Un nouveau type de traitement a fait son apparition au Canada au début des années 2000 : les inhibiteurs.

1. Source : Institut national de la santé et de la recherche médicale. Disponible sur www.inserm.fr.

RÔLE INFIRMIER

- Lutter le plus possible contre le prurit.
- Informer et former les familles sur la maladie et ses soins quotidiens.
- Conseiller :
  - des bains tièdes ;
  - le séchage de la peau par tamponnement ;
  - le port de vêtements aérés et amples ;
  - pas de contact direct avec de la laine ;
  - pas de produits irritants ou allergisants (eau de toilette, parfum).

DIAGNOSTICS INFIRMIERS PRÉVALENTS

- Atteinte à l'intégrité de la peau
- Douleur
- Risque d'infection
- Isolement social (ou risque de)

3. PRURIGO

3.1. Définition

C'est une affection assez spécifique de l'enfance qui comporte, essentiellement sur les membres, des lésions papuleuses et vésiculaires dures, comparables à de petites billes de verre.

3.2. Clinique

Le prurigo se caractérise par des lésions prurigineuses et rapidement modifiées et surinfectées par le grattage.

Les causes sont :

- une allergie retardée à certaines piqûres de puces ou d'aoûtats ;
- d'autres mécanismes allergiques, alimentaires, par exemple.

3.3. Traitement

Le traitement est préventif et curatif : prurit et surinfection.

DIAGNOSTICS INFIRMIERS PRÉVALENTS

- Prurit
- Douleur (aiguë)
- Atteinte à l'intégrité de la peau

4. IMPÉTIGO

4.1. Définition

- Infection microbienne, généralement à streptocoque ou à staphylocoque.
- Affection contagieuse : elle contre-indique l'admission en collectivité.

4.2. Clinique

La lésion initiale est bulleuse puis rapidement suintante et croûteuse avec extension progressive de la lésion initiale, éclosion de nouveaux éléments à distance et constitution de lésions d'âges différents.

La localisation la plus classique chez l'enfant est le visage (régions périnarinaire et péribuccale). Mais toute localisation est possible. En fait, toute lésion cutanée qui s'infecte, s'« impétiginise ».

- Rechercher toujours des lésions cutanées associées, intertrigo (infection des plis), par exemple.
- Vérifier aussi l'absence de protéinurie en raison de la possibilité de glomérulonéphrite aiguë post-streptococcique.
- Impétigo staphylococcique du nouveau-né et du nourrisson :
  - les lésions bulbeuses ont un contenu qui se trouble avant de se rompre en laissant une érosion cutanée ;
  - surtout observé dans la région périombilicale et au niveau des plis ;
  - caractère extensif et âge de survenue incitent souvent à un traitement antibiotique par voie générale, associé aux traitements locaux.

4.3. Traitement

- Désinfection locale avec antiseptique et pommade antibiotique.
- Éliminer les desquamations dès que possible.
- Soins poursuivis jusqu'à guérison complète.
- Traitement antibiotique par voie générale nécessaire dans tout impétigo étendu ou rebelle.

DIAGNOSTICS INFIRMIERS PRÉVALENTS

- Atteinte à l'intégrité de la peau
- Douleur (aiguë)
- Risque d'infection
- Risque d'infection (transmission)

5. GALE OU SCABIOSE

5.1. Définition

Il s'agit de la migration dans l'épiderme de *Sarcoptes scabiei*, d'où le terme de scabiose.

5.2. Clinique

Elle se manifeste par :

- des sillons linéaires de 1 cm de long environ, visibles à l'examen attentif, particulièrement présents au niveau des mains et des pieds ;
- un prurigo scabieux, notamment sur les plantes des pieds : lésions prurigineuses avec lésions de grattage, rebelles à tout traitement non spécifique.

C'est une affection contagieuse.

5.3. Traitement

Compte tenu de la contagiosité de cette parasitose, le dépistage et le traitement de l'entourage proche sont indispensables.

5.3.1. Traitement local

Il consiste dans une application cutanée de produits antiparasitaires (benzoate de benzyle, esdépalléthrine, lindane).

5.3.2. Traitement général

Il repose sur l'ivermectine comprimé, en une prise unique à distance de repas

En cas de gale avérée, il convient de donner à la famille des conseils de désinfection du linge et de la literie :

- relaver tous les vêtements (y compris ceux non portés récemment) ;
- repassage au fer le plus chaud possible.

DIAGNOSTICS INFIRMIERS PRÉVALENTS

- Atteinte à l'intégrité de la peau
- Manque de connaissances sur la nature contagieuse de la maladie, les complications et les besoins en matière de soins personnels.
- Isolement social
- Interactions sociales perturbées

6. PURPURA

6.1. Clinique

C'est un signe dermatologique d'alerte.

Il présente des éléments cutanés ou cutanéomuqueux rouge sombre ne s'effaçant pas à la pression et correspondant à un saignement.

Deux types de purpura existent : purpura pétéchial (punctiforme) ou purpura ecchymotique en placards ou en stries (vibices).

6.2. Causes

6.2.1. Mécanique

Le purpura est dû aux ruptures capillaires liées à une hyperpression. C'est le cas du purpura du visage lié à des efforts de vomissements ou à celui d'un avant-bras en aval d'un garrot.

6.2.2. Thrombopénique

Le purpura est lié à un déficit en plaquettes sanguines (< 150 G/L) et correspond à un trouble de la coagulation. Le plus fréquent est le purpura thrombopénique idiopathique (PTI).

Dans 80 % des cas, les enfants atteints guérissent spontanément.

6.2.3. Vasculaire

Le purpura est alors d'origine infectieuse. Le plus grave est le purpura fulminans, habituellement d'origine méningococcique (70 % des purpuras fulminans sont dus à *Neisseria meningitidis* ; 30 % à *Hœmophilus influenzae*).

Sa gravité et sa rapidité d'évolution imposent sa recherche systématique. Le déshabillage complet de tout enfant fébrile est indispensable, à la recherche d'un purpura pouvant au début se résumer à quelques pétéchies.

■ *6.2.4. Rhumatoïde*

Le purpura réalise chez un jeune enfant un purpura des membres inférieurs. Il s'associe à des signes articulaires.

L'évolution est en général bénigne (85 % des cas).

Le traitement est simple : repos au lit strict.

DIAGNOSTICS INFIRMIERS PRÉVALENTS

- Risque d'accident
- Intolérance à l'activité
- Manque de connaissances (besoin d'apprentissage) sur les choix de traitements, leurs résultats et les besoins en matière de soins personnels
- Douleur

Notes

Affections neurologiques

Processus inflammatoire et infectieux

Processus organique et processus dégénératif

1. HYDROCÉPHALIE

1.1. Définition

L'hydrocéphalie est une augmentation anormale du liquide céphalorachidien (LCR) aux dépens du volume cérébral.

C'est la conséquence d'un obstacle à la circulation du LCR, plus rarement d'une hyperproduction ou d'une mauvaise résorption de ce liquide.

1.2. Clinique

1.2.1. Signes cliniques

Les signes d'hypertension intracrânienne sont :
- bombement de la fontanelle ;
- dilatation des veines épicrâniennes ;
- rétraction des paupières supérieures et affaissement des globes oculaires (regard « en coucher de soleil ») ;
- troubles neurologiques.

1.2.2. Examen

- Augmentation anormale du périmètre crânien.
- Disjonction des sutures.
- Bombement frontal.

1.3. Bilan

- Examens complémentaires : radiographie du crâne et l'échographie transfontanellaire, scanner cérébral ou IRM, selon les cas.
- Dilatation ventriculaire : signe radiologique essentiel.

1.4. Étiologies selon l'âge

Âge	Étiologies
Causes prénatales	Toxoplasmose congénitale Infection à cytomégalovirus Sténose de l'aqueduc de Sylvius Aberrations chromosomiques
Causes postnatales (les plus fréquentes)	Tumeurs cérébrales ou de la moelle épinière Kystes arachnoïdiens Abcès Hématome Méningites bactériennes Hypervitaminose A aiguës
Cause inconnue	

1.5. Traitement

Le traitement est surtout étiologique : levé de l'hyperpression, arrêt de la vitamine A...

Le traitement médicamenteux est toujours transitoire et vise à stopper l'évolution ou à favoriser la résorption du LCR.

Le traitement est surtout chirurgical. Il peut être palliatif (dérivation externe) ou curatif (dérivation interne).

DIAGNOSTICS INFIRMIERS PRÉVALENTS

- Diminution de l'irrigation tissulaire (cérébrale)
- Altération de la perception visuelle
- Risque d'altération de la mobilité physique
- Risque d'infection
- Manque de connaissances [besoin d'apprentissage] sur la maladie, le pronostic, les exigences du traitement à long terme et le suivi médical
- Risque de douleur

2. MÉNINGITE

2.1. Définition

La méningite est une atteinte infectieuse des méninges : dure-mère, arachnoïde et pie-mère.

2.2. Clinique

Les modifications du LCR classent les méningites en 2 groupes : méningites purulentes et méningites à liquide clair, d'origine virale.

Les complications sont :

- convulsions avec aggravation des troubles de la conscience et/ou apparition d'un coma ;
- troubles respiratoires ;
- collapsus cardiovasculaire ;
- ou encore état de choc avec purpura.

L'existence d'un purpura évoque une méningite à méningocoque.

Des signes neurologiques et des troubles de la vigilance sont des critères de gravité.

L'évolution est favorable après 2 à 7 jours de traitement.

2.2.1. Syndrome méningé

C'est une urgence médicale vraie.

Signes

- Céphalées.
- Vomissements.
- Raideur méningée : raideur de la nuque avec flexion limitée et douloureuse.
- Fièvre, variable selon l'étiologie, l'âge et les circonstances.

Examen clinique

- Signe de Brudzinski : flexion des cuisses et des genoux lors de la flexion de la nuque.
- Signe de Kernig : douleurs lombaires qui surviennent à l'élévation des membres inférieurs étendus.

Le diagnostic est très difficile chez le nourrisson et le nouveau-né.

Chez le grand enfant, le syndrome méningé est franc.

La ponction lombaire doit être effectuée au moindre doute.

2.2.2. Méningites purulentes

Méningites cérébrospinales à méningocoque

C'est une maladie infectieuse à déclaration obligatoire.

La contagion est aérienne, interhumaine à partir du rhinopharynx.

Elles présentent un risque de contagion d'évolution vers une forme suraiguë : le purpura fulminans.

Il existe 3 variétés principales de méningocoques : A, B, C.

Une vaccination est possible pour les groupes A et C.

Le traitement prophylactique de l'entourage immédiat est nécessaire.

La sensibilité du méningocoque aux antibiotiques est bonne. La précocité du traitement est un élément fondamental du pronostic.

Autres méningites purulentes

Les méningites à pneumocoque sont fréquentes et redoutables : il y a des séquelles même si le traitement a été précoce. La stratégie antibiotique réfléchie, faisant appel à plusieurs antibiotiques.

Les méningites à *Hæmophilus influenzae* B ont considérablement diminué depuis la pratique systématique de la vaccination anti-*Hœmophilus B*. La chimioprophylaxie de l'entourage est conseillée.

2.2.3. Méningites lymphocytaires

Ce sont des infections virales (virus des oreillons).

Elles correspondent, dans l'immense majorité des cas, à des pathologies.

Hormis le cas où la méningite virale s'intègre dans un tableau sévère de méningoencéphalite (herpétique, par exemple), l'évolution est spontanément favorable.

Le traitement est symptomatique, sauf dans des cas particuliers (Zovirax® pour l'herpès, par exemple).

2.2.4. Méningite tuberculeuse

Elle est devenue rare en raison de la protection conférée par le BCG.

2.2.5. Autres méningites

- Méningites parasitaires (toxoplasmoses).
- Méningites tumorales (leucémies).

2.3. Diagnostic et traitement

L'étude du LCR est l'élément fondamental dans le diagnostic et la décision thérapeutique d'une méningite.

L'examen bactériologique comporte aussi l'examen direct à la recherche de germes et de leur culture avec éventuellement une étude des antigènes solubles.

Il existe des difficultés d'interprétation du LCR :

- une formule cellulaire à polynucléaires ou mixte dans une infection virale ;
- un LCR stérile en raison d'une antibiothérapie antérieure ;
- un liquide hémorragique (ponction traumatique) difficile à examiner.

Une méningite à liquide clair (non purulent) peut correspondre à une méningite virale, à une méningite purulente « décapitée » par l'antibiothérapie ou à une méningite tuberculeuse. Le traitement est, bien entendu, immédiat et n'attend pas les résultats de la culture.

2.4. Ponction lombaire (PL)

2.4.1. Déroulement de la PL

- S'assurer que le plateau de désinfection cutané est sans produits iodés.
- Appliquer localement la pommade analgésique, type Emla®, pour éviter la douleur de la ponction (*voir Fiche 18*).
- Informer et rassurer l'enfant et les parents sur ce geste rapidement exécuté.

2.4.2. Après la PL

L'enfant est porté dans son lit et une surveillance infirmière débute. Elle repose sur les pulsations et le faciès pour dépister un éventuel malaise (très rare).

Demander à l'enfant de rester allongé pour éviter les céphalées.

2.5. Évolution

- Stérilisation du LCR et amélioration clinique en 48 heures.
- Diminution de l'atteinte neurologique et de la raideur de la nuque, et amélioration du comportement de l'enfant (nouvel intérêt pour son environnement, jeu, sourires).

2.6. Complications

Décrites dans les formes les plus graves, il peut s'agir :

- d'épanchements sous-duraux, cloisonnements, hydrocéphalie, surveillée par la mesure régulière du périmètre crânien ;
- d'une rechute : dépistée par la persistance ou la réapparition d'une hyperthermie et d'un état général peu satisfaisant.

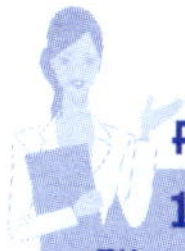

RÔLE INFIRMIER

1. Pesée

Elle permet d'adapter la posologie de l'antibiothérapie.

2. Mesure du PC et relevé de la température

Ils constituent des repères pour la surveillance de l'évolution.

3. Mise en place d'un abord veineux périphérique

Il assure la sécurité en cas de complication immédiate.

Il permet l'antibiothérapie et l'application du traitement symptomatique (réhydratation antithermique).

Il faut choisir avec soin cet abord veineux, car le traitement dure 7 à 10 jours environ.

Il faut prendre en compte les habitudes de l'enfant (doigt sucé, position de sommeil).

4. Température

Elle doit se normaliser en 48 heures.

5. Surveillance

- Pulsations, pression artérielle, diurèse, apparition de pétéchies, pour dépister les premiers signes de complications.
- État d'hydratation (pli cutané, fontanelles, poids...).
- Donner au grand enfant ce qu'il aime, en essayant de privilégier les laitages, source de protéines.

6. Recueil de données

- Antécédents neurologiques de l'enfant.
- Fratrie et environnement scolaire, pour les mesures prophylactiques.
- Habitudes de vie.

DIAGNOSTICS INFIRMIERS PRÉVALENTS

- Risque d'infection (dissémination ou transmission)
- Risque de diminution de l'irrigation tissulaire (cérébrale)
- Hyperthermie
- Douleur (aiguë)
- Risque de traumatisme ou de suffocation

3. ÉPILEPSIE ET CONVULSIONS

3.1. Définition

L'épilepsie correspond à la maladie, et la convulsion correspond au symptôme.

Le terme d'épilepsie ne se conçoit que devant des crises convulsives répétées, alors que la convulsion peut être tout à fait occasionnelle ou accidentelle (convulsion fébrile).

Entre 0 et 10 ans, son incidence annuelle est comprise entre 7,5 et 25 par million.

3.2. Signes : les convulsions

Il s'agit de phénomènes paroxystiques d'origine cérébrale.

C'est une **urgence médicale** : stopper la crise et éviter qu'elle ne se renouvelle.

Chez l'enfant, l'immaturité neurologique et la fréquence des perturbations du métabolisme phosphocalcique facilitent la survenue de convulsions jusqu'à environ 3 ans. Au-delà de 6 ans, c'est le terme d'épilepsie qui est employé.

▪ *3.2.1. Convulsion en période néonatale*

- Lors de souffrance néonatale ou lors d'une hypocalcémie majeure.
- Crises atypiques, hypertoniques ou hypotoniques, difficiles à observer vu la discrétion des signes cliniques.

▪ *3.2.2. Convulsion fébrile*

Elle est déclenchée par la fièvre.

Ce sont les variations de température (élévation ou baisse rapide de la température) qui déclenchent la crise.

▪ *3.2.3. Convulsion apyrétique*

Elle est due :

- à une épilepsie symptomatique (séquelles de traumatisme crânien, hématome sous-dural, encéphalopathie de toute origine, infection congénitale comme la toxoplasmose, cause toxique ou métabolique comme l'hypoglycémie et l'hypocalcémie, tumeur cérébrale) ;
- à une épilepsie essentielle (comitialité).

L'enfant doit être hospitalisé pour rechercher la cause et être transporté dans un véhicule sanitaire équipé (pompiers, SAMU) en raison des récidives de la crise pendant le transport.

3.3. Étiologie

- Épilepsies primitives, cryptogénétiques, avec ou sans contexte épileptique familial.
- Épilepsies secondaires, en rapport direct avec une lésion cérébrale d'origine malformative, infectieuse, traumatique ou métabolique.

Un bilan clinique, électrique et imagerie (EEG, échographies, scanner, IRM) est nécessaire.

3.4. Types d'épilepsie

3.4.1. Grand mal épileptique

C'est l'épilepsie classique du grand enfant : crises généralisées tonicocloniques avec perte de connaissance.

L'électroencéphalogramme présente un aspect de pointes-ondes.

3.4.2. Petit mal

Il se caractérise par des absences, de brèves suppressions de l'activité. L'enfant, le regard fixe, semble pendant quelques secondes ailleurs ou dans la lune. Plus fréquentes de 5 à 10 ans, ces absences correspondent à un aspect caractéristique de l'électroencéphalogramme (3 cycles/seconde, à début et fin très nets).

3.4.3. Épilepsies partielles bénignes

La plus courante est l'épilepsie à paroxysmes rolandiques : crises orobuccofaciales liées au sommeil, en début ou fin de nuit, avec clonies extensives secondaires.

Elle est de pronostic constamment favorable.

Autres épilepsies partielles :

- crises Bravais-Jacksoniennes débutant à une main puis s'étendant au bras avec généralisation éventuelle ;
- crises sensorielles, sensitivomotrices, automatismes divers.

3.4.4. Épilepsies myocloniques

Elles sont de gravité variable.

Il peut s'agir du syndrome de Lennox-Gastaut qui est d'évolution grave.

3.4.5 Syndrome de West

Il peut être primitif et d'évolution généralement favorable sous traitement ou secondaire à des lésions cérébrales diverses et, dans ce cas, de pronostic

souvent péjoratif. Il se manifeste par des spasmes, classiquement en flexion, avec un aspect très désorganisé à l'électroencéphalogramme (hypsarythmie).

3.5. Traitement pharmacologique

Le phénobarbital (Gardénal®) est moins utilisé qu'antérieurement chez l'enfant en raison de ses effets secondaires (troubles de l'humeur).

Le valproate de sodium (Dépakine®) est devenu le médicament de base. Il est bien toléré et efficace dans un grand nombre de syndromes épileptiques.

Les autres antiépileptiques utilisés sont les benzodiazépines (Valium®, Rivotril®), la carbamazépine (Tégrétol®), l'éthosuximide (Zarontin®), la phénytoïne (Di-Hydan®).

Le vigabatrin (Sabril®) et la lamotrigine (Lamictal®) sont d'introduction plus récente.

3.5.1. Action

Les antiépileptiques ont des propriétés anticonvulsivantes. Ils rétablissent une activité neuronale normale, c'est-à-dire l'équilibre entre les neurotransmetteurs inhibiteurs (GABA ou acide gamma-aminobutyrique) et les neurotransmetteurs excitateurs.

3.5.2. Indications

Ils sont indiqués en cas d'épilepsie et de convulsions.

3.5.3. Contre-indications

- Insuffisance respiratoire.
- Hépatite.
- Hypersensibilité au produit.

3.5.4. Effets indésirables

- Troubles digestifs (valproate de sodium).
- Somnolence et ralentissement psychomoteur (phénobarbital).
- Tremblements.
- Vertiges.
- Céphalées.

■ *3.5.5. Substances*

Substances	Indications
Valproate de sodium	– Le plus utilisé en pédiatrie, est administré *per os* dans de nombreuses formes d'épilepsie. – Sa présentation intraveineuse est réservée aux hôpitaux. – La prescription de valproate de sodium exige une surveillance des fonctions hépatiques par dosage des transaminases.
Phénobarbital	Il est prescrit en cas de crises d'épilepsie (sauf petit mal). On lui associe obligatoirement une prescription en vitamine D pour la prophylaxie du rachitisme et parfois en acide folique pour éviter l'anémie (le phénobarbital accélère le métabolisme de la vitamine D et de l'acide folique).

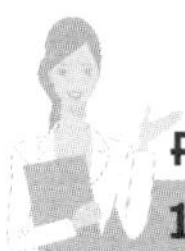

RÔLE INFIRMIER POUR LES ANTIÉPILEPTIQUES

1. Recommandations

Recommander aux parents de vérifier le suivi régulier du traitement : le traitement ne doit jamais être arrêté brutalement.

Le suivi régulier du traitement est d'autant plus important que l'efficacité des médicaments n'est affirmée qu'après une période de plusieurs semaines.

Les dosages des concentrations plasmatiques sont effectués pour le contrôle de l'observance mais aussi en cas d'inefficacité ou de signes d'intolérance. Ils s'effectuent avant la première prise de la journée.

2. Rôle infirmier face à un enfant épileptique

- Conduire les gestes d'urgence.
- Être perspicace devant un enfant, particulièrement en cas d'absences.
- Regrouper, par un interrogatoire soigneux de la famille et/ou de l'enfant, les éléments qui permettent d'orienter valablement le diagnostic.

3. Lors d'une crise de convulsion

Lors de la crise :

- mettre l'enfant en position latérale de sécurité pour éviter les accidents de déglutition. Injecter en intrarectal, sans retard, du diazépam à raison de 0,5 à 1 mg par kg de poids. Observer la localisation des secousses ainsi que leur durée :
  - clonies généralisées ou localisées,
  - perte ou non de conscience avec regard fixe,
  - révulsion oculaire,
  - encombrement respiratoire. Dans ce cas, aspirer les sécrétions nasobuccopharyngées si nécessaire,
  - coloration cutanéomuqueuse,
  - émission d'urine ;
- noter ensuite vos observations et vos actes avec précision. Assurer une surveillance :
  - pulsations cardiaques,
  - pression artérielle,
  - température (antipyrétique),
  - apparition d'une éruption du type purpura ;
- selon les prescriptions :
  - oxygénothérapie par aérosol ou par masque,
  - vasculaire périphérique.

Dès la phase résolutive :

- peser l'enfant ;
- noter la durée de l'état « postcritique ».

Après la crise :

- continuer la surveillance de la conscience ;
- vérifier s'il existe un déficit moteur ;
- aider à la réalisation de la ponction lombaire ;
- prévoir et organiser :
  - l'examen radiographique,
  - le fond d'œil,
  - l'EEG ;
- réaliser un recueil de données concernant :
  - l'hyperthermie (retentissement, degré, durée),
  - l'état hémodynamique,
  - l'état d'hydratation,
  - la prise alimentaire,

- les antécédents familiaux ou personnels,
- la notion d'accident ou de maltraitance,
- la cause connue,
- le développement des acquisitions psychomotrices,
- la courbe du périmètre crânien.

4. Lors d'une crise d'épilepsie

La crise généralisée dite « tonicoclonique », du type grand mal, est de courte durée, s'arrête spontanément et ne présente qu'exceptionnellement un risque vital. Après un début brutal avec perte de conscience immédiate et chute, 3 phases se succèdent :

- phase tonique :
  - elle se caractérise par une apnée avec morsure de langue, contracture musculaire généralisée, et corps en hyperextension,
  - vérifier s'il y a blessure après la chute,
  - installer l'enfant en position latérale de sécurité et desserrer ses vêtements,
  - veiller au respect de son intimité ;
- phase clonique :
  - elle se caractérise par des secousses musculaires généralisées, bilatérales et synchrones,
  - installer l'enfant sur le côté avec un coussin sous la tête et placer une canule oropharyngée de type Guedel dans la bouche de l'enfant,
  - éviter de contenir les mouvements et « sécuriser » l'environnement,
  - noter le début de la crise, observer la localisation des secousses, la respiration, et au besoin mettre en place une oxygénothérapie ;
- phase résolutive :
  - elle se caractérise par un coma avec respiration stertoreuse, hypotonie généralisée et émission éventuelle d'urines,
  - un retour à la conscience se fait progressivement, avec confusion postcritique, sommeil, faiblesse,
  - s'assurer dès cette phase qu'il n'y a pas de morsure de langue,
  - installer l'enfant confortablement, le changer s'il est mouillé, lui redonner des repères de lieu et de temps,
  - inscrire le comportement dans le dossier du patient et signaler au médecin l'existence de signes de paralysie,
  - favoriser la présence des parents.

Recueil de données :
- antécédents personnels d'épilepsie ;
- prise de toxique ;

- maladies neurologiques associées ;
- traitement antiépileptique ;
- événement déclenchant de la crise ;
- recherche des examens déjà pratiqués.

DIAGNOSTICS INFIRMIERS PRÉVALENTS

- Manque de connaissances (le besoin d'apprentissage) sur le trouble et son traitement médicamenteux
- Perturbation de l'estime de soi ou perturbation de l'image corporelle
- Perturbation des interactions sociales
- Risque de trauma ou de suffocation

4. MALADIES NEUROLOGIQUES DÉGÉNÉRATIVES

4.1. Définition générale

C'est l'ensemble de pathologies qui ont en commun un caractère évolutif, avec dégradation progressive des fonctions motrices, sensitives, sensorielles ou intellectuelles.

4.2. Les différentes maladies neurologiques dégénératives[1]

Maladies dégénératives de la corne antérieure de la moelle	L'amyotrophie spinale infantile de Werdnig-Hoffmann est une maladie neuromusculaire rare.
Maladies neuromusculaires	La myasthénie est l'une des principales maladies neuromusculaires. Ce sont des atteintes de l'unité motrice (neurone, axone et fibres musculaires innervées). Ces pathologies sont à la fois nombreuses et, le plus souvent, rares.

1. En septembre 2008, l'Association française contre les myopathies a publié un document intitulé « Principales maladies neuromusculaires ». Après un rappel d'anatomophysiologique, ce guide propose une description succincte de ces pathologies et de leur prise en charge. L'intégralité du document est téléchargeable gratuitement sur le site de l'Institut de myologie (www.institut-myologie.org).

Autres	Maladies lysosomales. Maladies du peroxysome. Cytopathies mitochondriales. Maladies dans lesquelles des déficits enzymatiques ou des dysfonctionnements métaboliques aboutissent à des altérations cellulaires progressives, notamment du système nerveux central. On citera par exemple : les mucopolysaccharidoses (maladie de Hurler), la maladie de Gaucher et la leucodystrophie métachromatique.

DIAGNOSTICS INFIRMIERS PRÉVALENTS

- Mode de respiration inefficace ou dégagement inefficace des voies respiratoires
- Altération de la communication verbale
- Incapacité (partielle ou totale) d'avaler
- Anxiété [préciser le degré] ou peur
- Manque de connaissances [besoin d'apprentissage] sur la pharmacothérapie, le risque de crise (myasthénique ou cholinergique) et la gestion des soins personnels
- Atteinte à la mobilité physique
- Altération de la perception sensorielle (visuelle)

5. ATAXIES

5.1. Définition

Ce sont des troubles de la coordination des mouvements volontaires généralement accompagnés d'un trouble de l'équilibre.

Ils correspondent le plus souvent à une atteinte cérébelleuse, plus rarement à un déficit de la sensibilité profonde.

5.2. Deux types d'ataxies

On distingue :

- les ataxies aiguës, en citant parmi les causes les plus fréquentes les intoxications, certaines affections virales (varicelle) et surtout les tumeurs de la fosse postérieure ;
- les ataxies chroniques non progressives, comme certaines ataxies congénitales, ou progressives, correspondant à des maladies métaboliques ou dégénératives.

Cancers de l'enfant

Le cancer est la 2e cause de mortalité chez les enfants dans les pays développés.

1. LES DIFFÉRENTS CANCERS

1.1. Lymphomes

Ils représentent 10 % des cancers pédiatriques.

1.1.1. Lymphome de Burkitt

Il se présente typiquement sous forme de tumeur abdominale.
C'est une urgence diagnostique et thérapeutique.
Le geste chirurgical est limité.

1.1.2. Lymphomes lymphoblastiques

Ils représentent 30 % des lymphomes de l'enfant.
La localisation la plus fréquente est médiastinale. Il s'associe parfois à un épanchement pleural et/ou péricardique.
Le traitement s'apparente à celui des leucémies aiguës.

1.1.3. Maladie de Hodgkin

Elle est le plus souvent localisée, 10 % des enfants ont une atteinte métastatique lors du diagnostic.

DIAGNOSTICS INFIRMIERS PRÉVALENTS

- Anxiété (préciser le degré) ou peur
- Manque de connaissances (besoin d'apprentissage) sur le diagnostic, la physiopathologie, le traitement et le pronostic.
- Douleur (aiguë/malaises)
- Risque de mode de respiration inefficace ou de dégagement inefficace des voies respiratoires

1.2. Rétinoblastome

C'est la principale tumeur maligne de l'œil de l'enfant.

La leucocorie (aspect blanchâtre de la pupille) et le strabisme sont les signes d'appel les plus fréquents.

L'atteinte est unilatérale et survient habituellement avant l'âge de 3 ans.

Dans 40 % des cas, ce sont des formes héréditaires, ce qui explique qu'il existe un dépistage précoce dans les formes familiales.

L'objectif du traitement est de guérir l'enfant en préservant autant que possible l'œil et la vision. Le choix dépend du type de la tumeur, de sa localisation, de son volume et de l'âge de l'enfant.

Lorsque la tumeur est très volumineuse, le traitement consiste en une énucléation (ablation de l'œil touché). L'œil est ensuite remplacé par une prothèse oculaire.

L'énucléation peut être évitée si la tumeur n'est pas trop conséquente. Dans ce cas, on pratique (en fonction de la taille de la tumeur) :
- une photocoagulation (tumeurs < 2 mm de diamètre) ;
- une cryothérapie (lésions < 3 mm de diamètre) ;
- une thermochimiothérapie (tumeurs < 12 mm) ;
- une curiethérapie par disque radioactif (tumeurs < 15 mm de diamètre) ;
- une radiothérapie ;
- une chimiothérapie en cas d'atteinte de la choroïde (membrane mince située sous la rétine).

1.3. Tumeurs osseuses

1.3.1. Ostéosarcome

C'est la tumeur osseuse la plus fréquente.

Elle se développe classiquement aux dépens des métaphyses des os longs à proximité des épiphyses.

Une douleur souvent nocturne précède l'apparition d'une tuméfaction.

La radiographie confirme le diagnostic.

1.3.2. Sarcomes d'Ewing

Ce sont des tumeurs osseuses de l'enfant et de l'adulte jeune.

Ils se développent aux dépens des os et des tissus mous. Les os plats sont plus souvent atteints.

La recherche d'une modification chromosomique [translocation chromosomique t(11;22)] est indispensable au diagnostic.

1.4. Tumeurs cérébrales

C'est la 2e cause de cancer chez l'enfant après la leucémie aiguë lymphoblastique.

Elles sont classées en fonction de leur type histologique et de leur siège :
- les tumeurs neuroectodermiques primitives ;
- les tumeurs gliales : gliome du tronc cérébral.

1.5. Tumeurs rénales

1.5.1. Néphroblastome

Encore appelé tumeur de Wilms, c'est la plus fréquente des tumeurs du rein de l'enfant.

DIAGNOSTICS INFIRMIERS PRÉVALENTS

- Anxiété [préciser le degré] ou peur
- Risque d'accident
- Perturbation de la dynamique familiale
- Manque de soins

1.5.2. Néphrome

Il est classiquement associé à un hydramnios (abondance anormale du liquide amniotique) et une prématurité.

1.5.3. Neuroblastome

Il survient dans un tiers des cas avant 1 an.

Le siège est rétropéritonéal, notamment au niveau de la glande surrénalienne.

Les métastases sont fréquentes (hépatiques et/ou sous-cutanées chez le nourrisson, et ostéomédullaires après l'âge de 1 an).

1.6. Tumeurs néonatales

Elles constituent 2 % des cancers pédiatriques.

Elles présentent des problèmes diagnostiques et thérapeutiques particuliers.

Les neuroblastosmes et les rétinoblastomes sont les tumeurs solides les plus fréquentes mais les sarcomes, les tumeurs cérébrales et les tumeurs rénales ne sont pas exceptionnels.

1.7. Histiocytose ou réticuloendothéliose

C'est une affection caractérisée par la prolifération d'éléments propres au système réticuloendothélial.

Cette prolifération peut être :
- généralisée : rate, foie, peau, poumons, os, sang, muscles, ganglions ;
- localisée ;
- secondaire : infection, parasitose ;
- associée : leucose, maladie de Hodgkin, anémie pernicieuse, myélose aplasique ;
- provoquée : maladie métabolique, maladies de Gaucher, Niemann-Pick, Schüller-Christian ;
- primitive : évolution maligne (maladie d'Abt-Letterer-Siwe).

1.8. Tumeurs musculaires

Deux types de tumeurs musculaires existent :
- rhabdomyosarcome : tumeur maligne développée aux dépens des fibres musculaires striées ;
- léiomyosarcome : tumeur maligne développée aux dépens des fibres musculaires lisses.

1.9. Leucémies

1.9.1. Définition

Il s'agit d'affections malignes touchant la lignée des cellules blanches de la moelle osseuse.

1.9.2. Signes cliniques

Ils sont multiples et comportent :
- fièvre ;
- altération de l'état général ;
- adénopathies ;
- hépatosplénomégalie ;
- douleurs osseuses très fréquentes ;
- anémie avec pâleur et signes hémorragiques avec thrombopénie.

1.9.3. Diagnostic

Il repose sur la numération formule sanguine :
- anémie ;
- thrombopénie ;
- leucopénie ou hyperleucocytose parfois considérable (signe de gravité).

Le bilan vise :

- à définir plus précisément le type de la prolifération lymphoblastique (études cytologiques, immunologiques, cytogénétiques avec caryotype médullaire des cellules tumorales) ;
- à rechercher les complications, notamment les localisations neuroméningées, pulmonaires, médiastinales, testiculaires.

▪ *1.9.4. Traitement*

- Chimiothérapie :
  - corticoïdes ;
  - anticancéreux : vincristine, cyclophosphamide, asparaginase, méthotrexate.
- Chimiothérapie méningée intrathécale.
- Radiothérapie neuroméningée.
- Greffe de moelle (formes graves ou lors de rechutes).
- Traitements d'accompagnement : transfusions de sang total, de plaquettes, traitements antalgiques, antibiothérapie notamment lors des épisodes d'aplasie, traitement des nausées liées à la chimiothérapie.
- Traitement d'entretien : 2 à 3 ans.

À 5 ans du diagnostic, 60 à 70 % des enfants n'ont pas rechuté et ont de très bonnes chances de guérison définitive.

▪ *1.9.5. Menaces infectieuses, virales ou bactériennes*

La menace infectieuse est liée à :

- l'immunodépression ;
- la baisse des globules blancs ;
- les risques infectieux secondaires aux hospitalisations répétées, à l'utilisation des cathéters ou des chambres implantables.

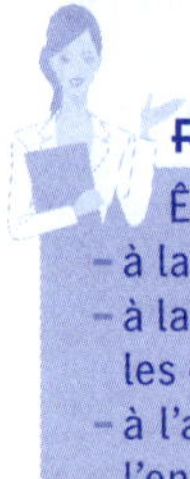

RÔLE INFIRMIER

Être particulièrement attentif :

- à la préservation du capital veineux ;
- à la pratique de gestes les moins douloureux possibles en utilisant les crèmes anesthésiantes du type Emla® (*voir fiche 8*) ;
- à l'asepsie des manipulations lors des chimiothérapies et lors de l'entretien des cathéters ;
- à la prévention des nausées et des vomissements.

DIAGNOSTICS INFIRMIERS PRÉVALENTS

- Risque d'infection
- Anxiété (préciser le degré) ou peur
- Intolérance à l'activité
- Douleur (aiguë)
- Risque de déficit de volume liquidien

2. GREFFE DE MOELLE

2.1. Autogreffe

Elle est pratiquée dans le cas des tumeurs solides.

Elle permet de faire des doses de chimiothérapie très élevées.

Le patient est son propre donneur. La moelle est prélevée par ponction, sous anesthésie générale ou, de plus en plus, par cytaphérèse à même de récupérer des cellules souches.

Les cellules sont prélevées en phase de rémission complète.

Ces cellules sont traitées ou non *in vitro* en fonction du diagnostic. Elles sont conservées dans un cytoprotecteur, congelées puis stockées.

Le jour de la réinjection le transport de la moelle ou des cellules souches se fait dans un conteneur refroidi à l'azote liquide.

2.2. Allogreffe

Elle est pratiquée dans les cas de leucémie.

La moelle est prélevée après recherche de compatibilité des différents groupes HLA, sur la fratrie, le père ou la mère en cas d'incompatibilité, ou encore en faisant appel au fichier national ou international ou au fichier d'une banque de « cordon ombilical ». La moelle est prélevée et réinjectée le jour même. Celle-ci est préalablement filtrée, dégraissée et désérythrocytée. Quelques jours avant la réinjection, l'enfant reçoit un traitement dit de « conditionnement » comprenant une chimiothérapie à haute dose associée à une irradiation corporelle totale. Cette association a pour but de détruire toutes les cellules médullaires et d'éviter partiellement la réaction du greffon contre l'hôte.

2.3. Prélèvement de moelle

Le prélèvement se fait sous anesthésie générale, pendant laquelle sont réalisés plusieurs myélogrammes.

Les points de ponction sont les crêtes iliaques postérieures.

RÔLE INFIRMIER

- Surveillance classique du retour de bloc (TA, vigilance...).
- Suivi de la douleur des points de ponctions (évaluation, traitement).
- Surveillance des pansements compressifs.
- Contrôle de la formule sanguine.
- L'enfant peut sortir 24 heures après le prélèvement.
- Informer l'entourage qu'il est possible de s'inscrire auprès des centres de transfusion sanguine pour être donneur bénévole de moelle.

2.4. Prélèvement de cellules souches

Ce prélèvement permet d'éviter le prélèvement de moelle sous anesthésie générale. Le prélèvement de cellules souches se fait par cytaphérèse.

2.4.1. Critères d'exclusion

- Syndromes infectieux en cours.
- Contre-indications aux cytaphérèses (impossibilité technique, insuffisance cardiaque sévère).
- Contre-indications au G-CSF (insuffisance hépatique ou rénale, antécédents de pathologie myéloïde maligne).

2.4.2. Mobilisation des cellules souches

Le but est d'obtenir un nombre suffisant de cellules pour chaque injection.

Injection de G-CSF avec chimiothérapie :

- injecter par voie sous-cutanée le G-CSF 1 fois par jour, à la même heure (de préférence le soir), en alternant les sites. Ce traitement débute 24 à 48 heures après la fin de la chimiothérapie et se poursuit jusqu'à la dernière cytaphérèse. Les cytaphérèses commencent dès la sortie de l'aplasie ;
- réaliser sur prescription les prélèvements de sang le matin pour contrôler le taux de CD34. Injection de G-CSF seul : 3 semaines après la chimiothérapie, injecter le G-CSF en sous-cutané 1 ois par jour, à la même heure (de préférence le soir), en alternant les sites. La durée du traitement est de 6 jours. La première cytaphérèse est réalisée à J5. Au maximum 3 prélèvements sont faits (J5, J6, et J7).

2.4.3. Prélèvement par cytaphérèses

Avant les cytaphérèses

S'assurer de la présence dans le dossier :
- des sérologies VIH1-2, HTLV, hépatites B-C ;
- d'une échocardiographie.

Vérifier le bon fonctionnement des voies d'abord. La veille de la cytaphérèse un bilan complet est réalisé :
- examen clinique ;
- bilan biologique (numération globulaire, formule sanguine, plaquettes, ionogramme, calcémie, indicateurs de la coagulation, agglutinines irrégulières, groupage sanguin).

Pendant les cytaphérèses

Il faut enduire les 2 plis du coude de pommade Emla®.

Après les cytaphérèses

Un nouveau bilan est réalisé. Il est clinique et biologique (ionogramme, calcémie).
- Prendre les constantes (pression artérielle).
- Garder la voie périphérique en attente des résultats.

Un bilan est aussi réalisé sur le contenu de la poche (numération globulaire, formule sanguine, CD34).

2.4.4. Actions infirmières selon les complications

Complications	Manifestations	Actions
G-CSF	Douleurs osseuses	Paracétamol
Complications des cytaphérèses	Hémoglobine inférieure à 8g/100 mL	Transfusion de Concentré de Globules Rouges Déleucocyté (GRD)
	Plaquettes inférieures à 50 000	Transfusion de concentrés de plaquettes d'aphérèse (CPA)
	Malaise hypovolémique	Prévenu par un débit lent et l'amorçage de la machine (GDR à 150 mL) pour les enfants de moins de 20 kg
	Manifestations hypocalcémiques	Elles sont liées à l'ACD. Après vérification de la calcémie, injecter sur prescription 0,5 mL/kg de gluconate de calcium à 10 % en flash de 15 minutes dilué dans du G5 %. En cas de besoin, surveiller la supplémentation per os chez le jeune enfant.

2.5. Réinjection de moelle

2.5.1. Précautions

Il faut surtout ne pas confondre poche de sang et poche de moelle.

Une poche de moelle ne doit jamais être irradiée. L'irradiation arrête totalement la prolifération cellulaire.

En cas d'irradiation, la reprise médullaire serait impossible et l'enfant resterait en aplasie définitive, ce qui entraînerait son décès. Aussi, s'assurer d'avoir des circuits de livraison différents et des codes de reconnaissance sans ambiguïté.

2.5.2. Préparation du matériel

- Préparer :
  - un champ stérile ;
  - des blouses stériles ;
  - des gants stériles ;
  - un robinet à 3 voies ;
  - une tubulure spéciale pour transfusion de plaquettes par poche de moelle ;
  - 1 flacon de sérum physiologique ;
  - 2 seringues de 20 mL pour réinjection directe en cas de besoin.
- Prévoir aussi un antihistaminique et un antiémétique qui seront administrés sur prescription.
- Pour les cellules congelées (autogreffe), prévoir :
  - un bain-marie ;
  - un thermomètre pour contrôler la température du bain ;
  - une pince de Mayer stérile pour sortir la poche du conteneur à azote liquide ;
  - un minuteur.

2.5.3. Déroulement de la réinjection

Avant la réinjection

- Informer l'enfant du déroulement de la réinjection.
- L'installer de manière confortable.
- Défaire le pansement de la voie veineuse centrale, changer les tubulures de perfusion, installer le robinet à 3 voies.
- Prendre la température et la pression artérielle de l'enfant, puis les noter dans le dossier de soins.
- Une demi-heure avant la greffe, perfuser l'enfant avec du sérum physiologique.
- Arrêter tous les autres produits, sauf prescription particulière.

Réalisation de la réinjection

- Dans le cas de l'autogreffe, préparer le bain-marie, vérifier la température.
- Pour l'allogreffe, le débit est identique à celui d'une poche de sang. La durée totale varie selon le nombre de poches.

Pour l'autogreffe, la moelle est décongelée en 90 secondes au maximum. Le médecin sort la poche de l'azote liquide avec la pince et la plonge dans le bain-marie 30 secondes sans agitation, 60 secondes avec agitation. Arrêter le sérum physiologique. Le médecin pose la poche. Le débit doit être très rapide, 10 minutes par poche au maximum : le cytoprotecteur est toxique pour les cellules souches à température ambiante et la reprise cellulaire en dépend. Une odeur forte se dégage pendant la décongélation. Certains enfants sont incommodés et vomissent. Selon prescription, donner les antiémétiques à l'enfant.

Surveillance postgreffe immédiate

- Respecter au cours du temps les précautions médicales.
- Noter l'existence de vomissements, de tremblements (sensation de froid).
- Surveiller le rythme cardiaque et la pression artérielle.

Les urines peuvent être très foncées 24 à 48 heures après la réinjection.

Transmissions

- Noter l'heure de la greffe, le volume des cellules souches injectées.
- S'assurer que toutes les consignes de traçabilité sont respectées.
- Noter toutes les réactions de l'enfant, tant physiques que psychologiques ; en cas d'anormalité, en informer le médecin.

2.6. Greffe du cordon

Elle permet de trouver une solution pour les enfants qui ont besoin d'une greffe et ne trouvent pas de donneurs compatibles.

Les cellules hématopoïétiques recueillies ont l'avantage d'assurer une meilleure prise de la greffe.

Ces cellules sont immatures, ce qui limite les réactions de rejets, elles se multiplient plus rapidement.

3. EFFETS SECONDAIRES DES ONCOTIQUES

3.1. Alopécie

3.1.1. Définition

L'alopécie désigne la perte de cheveux ou de poils, partielle ou totale.

Elle débute 10 jours après le début de la chimiothérapie avec un effet maximal au bout de 1 à 2 mois, toujours réversible.

3.1.2. Actions infirmières

- Proposer à l'enfant ou aux parents que l'enfant ait les cheveux coupés courts (le plus possible).
- Rassurer l'enfant sur la repousse des cheveux qui demande plusieurs semaines après l'arrêt de la chimiothérapie ; la texture et la couleur de la chevelure peuvent être modifiées. Préconiser l'achat d'une perruque avant le début du traitement, informer les parents que cette dernière est remboursée par l'Assurance maladie.
- Favoriser l'utilisation d'un casque réfrigérant lors de la chimiothérapie, peu utilisé en pédiatrie.

3.2. Mucites et stomatites

3.2.1. Définition

Il s'agit d'une inflammation d'une muqueuse recouvrant l'intérieur de la cavité buccale.

Elles sont source d'infections pouvant aller jusqu'à la septicémie.

Elles posent de graves problèmes car l'enfant ne peut plus s'alimenter.

3.2.2. Surveillance préthérapeutique

S'assurer :

- de l'éducation de l'enfant au brossage des dents ;
- du retrait de tout matériel d'orthodontie ;
- que les dents de lait ne risquent pas de bouger ;
- qu'en cas de caries dentaires, les soins sont bien réalisés ;
- qu'avant toute greffe de moelle l'enfant a bénéficié d'une consultation dentaire et d'une radiographie panoramique (Panorex™).

3.2.3. Actions préventives

Elles consistent dans des bains de bouche réalisés 3 ou 4 fois par jour, après les repas.

La composition la plus classique est :

- 500 mL de carbonate monosodique 1,4 % ;
- 1 flacon de Mycostatine® ou de Fungizone® ;
- 1 cuillère à soupe d'Hextril® ou d'Eludril®.

Prévention des caries :

- la salivation reste le moyen le plus sûr d'empêcher le développement de caries. Mais elle est impossible lorsque la radiothérapie ou l'éradication des aires ganglionnaires cervicales affectent les 2 parotides et entraînent une hyposialorrhée ;

- appliquer localement un gel fluoré, placé dans une gouttière de résine adaptée à la dentition de l'enfant. Il se porte le soir de préférence pendant 10 minutes et ce, pendant plusieurs semaines ;
- dans le cas des nourrissons, utiliser un doigt entouré de compresses stériles.

3.2.4. Actions curatives

Les plus utilisées sont :
- le traitement antiviral par acyclovir (Zovirax®) ;
- les traitements antibiotiques adaptés aux germes ;
- le traitement de la douleur par application d'un gel à base de Xylocaïne®. Il faut rechercher l'existence d'effets secondaires.

3.3. Nausées et vomissements

Ils commencent de une à quelques heures après le début de la chimiothérapie.

L'antiémétique est injecté immédiatement ou entre 12 heures et 24 heures après l'arrêt du traitement. Pour les vomissements dits « d'anticipation », le traitement est commencé à la maison 24 heures avant la chimiothérapie.

Tous les antiémétiques ont des effets secondaires.

DIAGNOSTICS INFIRMIERS PRÉVALENTS

Cancer
- Peur ou anxiété [préciser le degré]
- Chagrin (deuil) par anticipation
- Douleur (aiguë)
- Fatigue, incapacité (partielle ou totale) d'organiser et d'entretenir le domicile
- Stratégies d'adaptation familiale inefficaces (soutien compromis ou absence de soutien)
- Stratégies d'adaptation familiale efficaces (potentiel de croissance)
- Risque de perturbation de la dynamique familiale

Chimiothérapie
- Risque de déficit de volume liquidien
- Déficit nutritionnel
- Atteinte à l'intégrité de la muqueuse buccale
- Perturbation de l'image corporelle

Affections uronéphrologiques

Processus inflammatoires et infectieux

1. LES DIFFÉRENTES AFFECTIONS URONÉPHROLOGIQUES

1.1. Néphropathies héréditaires

1.1.1. *Maladies rénales kystiques*

Polykystose rénale

Elle comporte 2 formes :

- une forme récessive, associée à des anomalies des canaux biliaires, d'évolution rapide et grave ;
- une forme dominante, plus fréquente, qui habituellement ne se manifeste cliniquement qu'à l'âge adulte, mais est maintenant assez souvent découverte dans l'enfance grâce à l'échographie.

Autres maladies kystiques rénales

- Dysplasie multikystique uni- ou bilatérale.
- Kystes associés à divers syndromes malformatifs, à certaines aberrations chromosomiques.
- Kystes rénaux isolés.

Dans tous les cas, le diagnostic est difficile et reste prudent : étude des antécédents familiaux, échographie de l'enfant et de ses parents, recherche de signes associés éventuels.

1.1.2. *Autres néphropathies héréditaires*

- Acidoses tubulaires :
  - dysfonctionnement tubulaire dont il existe plusieurs variétés (perte de bicarbonates dans les urines, par exemple) ;
  - les conséquences sont une acidose et diverses perturbations biologiques (hyperchlorémie, hypo- ou hyperkaliémie).
- Syndrome d'Alport : associe une atteinte rénale progressive avec hématurie et une surdité de perception.
- Néphronophtise, cystinose, oxalose, diabète insipide néphrogénique sont toutes des affections héréditaires à l'origine d'insuffisance rénale ou de tubulopathies graves.

1.2. Glomérulopathies et glomérulonéphrites

Elles ont en commun l'existence possible d'une protéinurie, d'une hématurie micro- ou macroscopique.

Il existe aussi une rétention hydrosodée avec œdèmes et éventuellement une hypertension artérielle.

1.2.1. Glomérulonéphrite infectieuse post-streptococcique

Définition

Elle succède à une angine, une scarlatine, voire un impétigo.

Elle touche l'enfant de 2 à 10 ans, avec un début différé par rapport à l'épisode infectieux (2 à 3 semaines).

Clinique

Elles présentent des signes tels que :
- des œdèmes ;
- une protéinurie ;
- une hématurie.

Sur le plan biologique, on retrouve :
- des antistreptolysines O ;
- une baisse du complément (CH50 ou C3).

L'évolution est en général favorable.

Traitement

Le traitement comprend un régime sans sel, le contrôle de l'hyperkaliémie et de l'hypertension artérielle.

Prévention :
- recherche d'une protéinurie (avec les bandelettes urinaires) dans les suites d'une infection streptococcique ;
- traitement systématique de toute angine streptococcique par pénicilline V.

1.2.2. Néphropathie du purpura rhumatoïde

Clinique

Elle est très classique, avec :
- hématurie ;
- protéinurie.

On retrouve des dépôts caractéristiques d'IgA dans les glomérules.

Diagnostic

Il est facile lorsque cette néphropathie s'accompagne des signes cutanés, articulaires et abdominaux du purpura rhumatoïde.

La maladie de Berger est caractérisée par des épisodes récidivants d'hématurie macroscopique, le plus souvent dans les suites rapprochées d'épisodes infectieux fébriles.

L'évolution est variable mais peut aboutir à l'insuffisance rénale chronique.

■ *1.2.3. Néphropathie diabétique*

Elle se constitue très progressivement pour aboutir à une glomérulosclérose et à l'insuffisance rénale.

- Recherche de microalbuminurie.
- Bon équilibrage du diabète et des mesures diététiques spécifiques ainsi qu'avec un traitement par inhibiteurs de l'enzyme de conversion.

■ *1.2.4. Syndrome hémolytique et urémique (SHU)*

Définition et étiologie

C'est une affection pédiatrique grave et relativement fréquente.

L'étiologie fait intervenir des vérotoxines, sécrétées par certains colibacilles. L'atteinte rénale comporte une « microangiopathie thrombotique » et éventuellement une nécrose corticale rénale.

Clinique

Chez un enfant de 1 à 5 ans, le tableau classique comporte souvent, dans les suites d'une diarrhée sanglante, un tableau grave avec :

- hématurie ;
- oligoanurie ;
- hypertension artérielle ;
- convulsions possibles ;
- anémie hémolytique ;
- thrombopénie ;
- hyperazotémie.

Traitement

Il concerne le traitement des mesures symptomatiques et le traitement de l'insuffisance rénale aiguë. Ils sont habituellement réversibles.

DIAGNOSTICS INFIRMIERS PRÉVALENTS

- Excès de volume liquidien
- Douleur (aiguë)
- Déficit nutritionnel
- Manque de loisirs

1.3. Syndromes néphrotiques

1.3.1. *Syndrome néphrotique idiopathique (néphrose lipidique)*

Clinique

C'est la glomérulopathie la plus fréquente de l'enfant de 2 à 10 ans.

Il s'agit d'un syndrome œdémateux souvent intense, lié à l'hypoprotidémie, bien visible aux membres inférieurs et au visage. Il peut aussi comporter un épanchement pleural ou péritonéal avec douleurs abdominales.

Il faut se méfier de complications infectieuses, notamment à pneumocoque, et d'un risque de thrombose des veines rénales.

Le syndrome biologique montre :
- une protéinurie massive ;
- une hypoalbuminémie ;
- une hypercholestérolémie ;
- une hypertriglycéridémie.

Il n'existe pas d'hématurie dans le syndrome néphrotique idiopathique pur.

Évolution

L'évolution sous traitement permet de distinguer :
- les néphroses corticosensibles, les plus fréquentes, avec ou sans rechutes ;
- les néphroses corticorésistantes ou corticodépendantes, d'évolution grave et posant de difficiles problèmes thérapeutiques ;
- les formes atypiques ou corticorésistantes qui justifient le recours à la biopsie rénale.

1.3.2. *Syndromes néphrotiques congénitaux*

Ils se manifestent éventuellement dès la période néonatale.

Le syndrome néphrotique type est le syndrome néphrotique finlandais où existe une sclérose mésangiale diffuse.

Les syndromes néphrotiques congénitaux ont en commun leur gravité avec une évolution rapide vers l'insuffisance rénale.

DIAGNOSTICS INFIRMIERS PRÉVALENTS

- Excès de volume liquidien
- Déficit nutritionnel
- Risque d'infection
- Risque d'atteinte à l'intégrité de la peau

1.4. Insuffisance rénale

1.4.1. Insuffisance rénale aiguë de l'enfant

Définition

C'est une complication grave de certaines situations pathologiques.

La plus fréquente est « le rein de choc », par hypovolémie, collapsus, déshydratation ou choc septique.

L'insuffisance rénale est alors la conséquence de l'hypoperfusion du parenchyme rénal.

Elle peut aussi être la conséquence d'une néphropathie aiguë glomérulaire (SHU, glomérulonéphrite aiguë) ou tubulaire, notamment toxique :
- endogène (hémolyse aiguë, hémoglobinurie, CRASH syndrome) ;
- ou exogène (par solvants, métaux lourds).

Elle peut aussi être la conséquence mécanique d'une uropathie obstructive.

Clinique

Elle est dominée par les signes de la maladie causale et comporte les perturbations habituelles :
- oligoanurie ;
- hypertension ;
- œdème ;
- perturbations hydroélectrolytiques avec hyperazotémie et hyperkaliémie.

Le traitement est fonction de l'étiologie.

1.4.2. Insuffisance rénale chronique de l'enfant

Étiologies

- Hypoplasies rénales congénitales.
- Certaines uropathies (valves de l'urètre, reflux vésicorénal).
- Glomérulopathies et particulièrement syndromes néphrotiques corticorésistants, syndromes hémolytiques et urémiques, néphropathies diabétiques.
- Néphropathies héréditaires (syndrome d'Alport, néphronophtise, polykystomes).

Clinique

On retrouve les signes de l'absence ou de l'insuffisance de l'épuration rénale, avec :
- hyperazotémie ;
- hypercréatininémie, mieux appréciée par l'étude des clairances ;
- hyperkaliémie ;
- hypocalcémie.

La diurèse est variable, généralement diminuée à ce stade.
Elle comporte généralement :
- une hypertension artérielle ;
- une anémie progressive ;
- un retard de croissance ;
- un retard pubertaire.

■ *1.4.3. Traitement*

Traitements symptomatiques

Ils concernent :
- la croissance, avec parfois possibilité d'utilisation de l'hormone de croissance recombinante ;
- l'anémie, souvent peu sensible aux transfusions. Elle bénéficie d'une supplémentation en fer, en vitamine, et maintenant de l'érythropoïétine recombinante (EPO).

La diététique est un aspect essentiel de ce traitement avec :
- l'ajustement des apports liquidiens selon la fonction tubulaire ;
- un régime diminué et contrôlé en protides, pour limiter l'accumulation des déchets azotés et freiner la détérioration du parenchyme rénal ;
- une supplémentation en calcium et en vitamine D.

Épuration extrarénale

Elle comprend :
- une hémofiltration ;
- une dialyse péritonéale ;
- une hémodialyse ;
- une transplantation rénale.

DIAGNOSTICS INFIRMIERS PRÉVALENTS

- Insuffisance rénale aiguë
- Excès de volume liquidien
- Déficit nutritionnel
- Risque d'infection
- Altération des opérations de la pensée
- Fatigue

1.5. Uropathies pédiatriques courantes

1.5.1. Infection urinaire

Elle est dépistée grâce :

- à un prélèvement d'urine pour réaliser un examen cytobactériologique ;
- à un examen systématique des urines avec des bandelettes réactives, en cas de fièvre, d'anorexie, de troubles digestifs chez le nourrisson. Ce test recherche une leucocyturie révélant la présence de pus et de nitrites témoins d'une bactériurie.

L'infection urinaire peut être basse, comme la cystite, ou haute et comporter une atteinte rénale qui en fait la gravité.

Elle peut être primitive ou secondaire à une anomalie anatomique et dans ce cas être susceptible de se reproduire en créant une détérioration progressive de la fonction rénale.

Une infection urinaire chez l'enfant impose donc, outre le traitement ponctuel, la recherche d'une cause grâce à l'imagerie (échographie rénale, cystographie, urographie).

1.5.2. Reflux vésico-urétéral

Clinique	Le reflux entraîne une stase urinaire dans le haut appareil. Il favorise l'infection et risque dans certains cas de détruire petit à petit le parenchyme rénal.
Examen	Une cystographie est réalisée.
Traitement	Il est souvent chirurgical.

1.5.3. Valves de l'urètre postérieur

Elles sont dépistées en échographie anténatale.

Elles sont la principale cause d'uropathie obstructive du nouveau-né.

Une miction goutte-à-goutte, sans jet franc, peut être le seul signe des valves urétrales.

1.5.4. Adhérences préputiales

Elles sont physiologiques chez le petit enfant.

Une « intervention » se fait vers 2 à 3 ans avec l'aide de crèmes anesthésiantes.

Au niveau de ces adhérences une substance blanchâtre, graisseuse, appelée smegma, s'élimine au moment de cette libération.

Elles peuvent être source d'infections locales (balanoposthite), favorisant une sclérose locale avec phimosis secondaire.

1.5.5. Phimosis

Clinique

Il est très fréquent chez le nouveau-né.

Il se caractérise par une étroitesse excessive du prépuce qui ne permet pas de découvrir le gland (décalottage).

Il peut s'aggraver d'épisodes infectieux, gêner la miction quand il est très serré et se compliquer de paraphimosis.

Traitement

Le traitement peut être :

- une circoncision ;
- une opération s'il présente des balanites récidivantes avec un orifice urétral serré.

Intervention chirurgicale

Elle est réalisée vers l'âge de 7 ans.

Interventions infirmières :

- expliquer à l'enfant ce qui sera fait après l'intervention : nettoyage ou trempage de la verge pour enlever les caillots de sang et garantir une hygiène parfaite ;
- vérifier toujours que l'enfant a bien compris ;
- expliquer aux parents et à l'enfant l'état local postopératoire (gland et prépuce boursouflés) ainsi que la présence de fils de suture qui disparaîtront tout seul.

La sortie est possible dès que l'anesthésiste s'est assuré que tout va bien (comportement, reprise alimentaire...) et dès que l'enfant a uriné (il a peur d'uriner car il a mal). Éviter que les parents ne s'énervent si la miction ne vient pas.

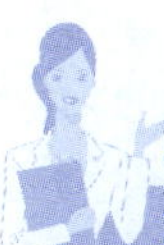

RÔLE INFIRMIER

1. À la maternité

Expliquer aux parents le nettoyage de la verge pendant la démonstration du bain. Si des adhérences sont présentes, les signaler au pédiatre lors des visites obligatoires.

2. À l'hôpital

Jusqu'à cicatrisation complète, les parents pratiquent des bains locaux, l'enfant peut être douché, culottes larges pour éviter le contact ou le frottement.

À la moindre anomalie (œdème, douleur persistante, difficulté à uriner...), les parents sont invités à consulter sans tarder.

1.5.6. Ectopie testiculaire

Il s'agit d'une affection fréquente.

C'est une anomalie du siège du testicule.

On distingue :

- l'ectopie de testicules mobiles, dits « ascenseurs », rétractés et alors mal palpés (le plus fréquent) ;
- l'ectopie, simple anomalie anatomique ;
- l'ectopie relevant de causes diverses, endocriniennes notamment. L'ectopie s'accompagne alors souvent d'anomalies du tissu gonadique lui-même. Le traitement, le plus souvent chirurgical, est réalisé entre 2 à 4 ans.

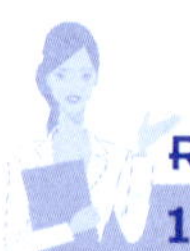

RÔLE INFIRMIER EN CHIRURGIE URONÉPHROLOGIQUE

1. Installation

Allonger l'enfant à plat sur le dos :

- fixer les sondes (sonde urinaire, tuteur, sonde urétérale) sur sa cuisse ou son abdomen ;
- maintenir les jambes avec des attache-membres ;
- fixer un arceau de lit au matelas avec des épingles de sûreté, pour éviter le frottement du drap sur la zone opérée ;
- fixer le drap de dessus sous les aisselles avec des épingles de sûreté pour que l'enfant ait les mains libres tout en protégeant les drains.
- Cette installation évite l'arrachage des drains ou des sondes.

2. Suivi postopératoire

Lors d'interventions sur les hypospades :

- l'enfant peut être porteur :
  - d'un cathéter sus-pubien (Cystofix®) fixé par un fil à la peau en région sous-ombilicale, connecté à une poche à urines ; il est retiré la veille de la sortie,
  - d'un tuteur dans l'urètre, fixé au gland par un fil,
  - de sutures sur la verge, en fils résorbables ;

- l'infirmière doit :
  - surveiller le bon positionnement de ces sondes qui ne doivent en aucun cas être bouchées ou arrachées,
  - s'assurer d'une miction franche et en jet,
  - contrôler aussi l'absence de fuite des sutures après le clampage du Cystofix® ;
- les pansements sont refaits au bloc opératoire tous les 3-4 jours ;
- le traitement par bromure et benzodiazépine (Valium®) est administré à heures précises.

Lors d'intervention sur les reflux vésico-urétéraux :
- l'enfant est porteur d'un cathéter sus-pubien et d'un drain ;
- vérifier impérativement la diurèse horaire, les prescriptions y sont étroitement liées ;
- les jours suivants, évaluer la diurèse toutes les 4 heures ;
- insister pour faire boire l'enfant ;
- faire marcher l'enfant après l'ablation du drain retirer sur prescription la sonde urinaire au 4e jour.

3. Surveillance des complications

L'anurie est une complication de l'intervention sur le reflux vésico-urétéral

Elle oblige à une nouvelle intervention en urgence.

Affections métaboliques et troubles nutritionnels

Défaillance organique et processus dégénératif

1. DIABÈTE INSULINODÉPENDANT

1.1. Définition et épidémiologie

Le diabète est une maladie chronique caractérisée par un défaut de régulation de la glycémie. Il peut être de 2 types :
- type 1 : insulinopénie liée à un défaut de sécrétion des îlots de Langerhans ;
- type 2 : insulinopénie et insulinorésistance cellulaire.

Le diabète de type 1 est le plus fréquent chez l'enfant. Selon l'Institut de veille sanitaire, son incidence augmente : elle était estimée à 8 pour 100 000 enfants âgés de moins de 15 ans en 1988, elle a été estimée à 15 pour 100 000 enfants en 2007. On observe parallèlement une augmentation de l'incidence du diabète de type 2 en pédiatrie. L'augmentation du surpoids et la sédentarité sont mises en cause.

1.2. Diagnostic

1.2.1. *Principaux signes cliniques*

- Soif intense.
- Polyurie.
- Déshydratation.
- Amaigrissement.
- Dénutrition progressive.
- Coma diabétique acidocétosique, assez fréquemment révélateur.

1.2.2. *Signes biologiques*

- Hyperglycémie.
- Glycosurie.
- Cétose : elle survient lors de la décompensation avec acidose métabolique et présence de corps cétoniques dans les urines.

1.3. Surveillance médicale

On pratique :

- un dosage de l'hémoglobine glycosylée (HbA1c), dont le chiffre est dépendant de l'hyperglycémie chronique ;
- une microalbuminurie, témoin d'une atteinte rénale.

1.4. Complications

Complications aiguës	Coma diabétique acidosique.
	Coma ou malaise hypoglycémiques.
Complications chroniques	Ce sont des complications dégénératives touchant principalement le rein et la rétine (microangiopathies).
	Les systèmes cardiovasculaire et nerveux peuvent aussi être affectés.

1.5. Traitement

1.5.1. Insuline

Elle vise à obtenir un équilibre aussi proche que possible de celui que permet l'autorégularisation du sujet non diabétique.

Il existe :

- des insulines dites « ordinaires », à action rapide et brève ;
- des insulines intermédiaires à action plus prolongée ;
- des insulines lentes ;
- des insulines mixtes, mélanges préparés à l'avance d'insuline rapide et d'insuline retard, dans des proportions variables (20 %, 30 % ou 40 % d'insuline ordinaire).

1.5.2. Dispositifs d'injection

Le matériel d'injection est aujourd'hui très facile d'utilisation. Il comprend :

- les dispositifs d'injection d'insuline avec aiguilles et seringues de plus en plus performantes ;
- les stylos injecteurs chargés de cartouches d'insuline d'utilisation aisée pour les enfants et les adolescents, mais qui offrent une moindre finesse d'adaptation des doses ;
- les pompes à insuline utilisées notamment dans le traitement des diabètes du très jeune enfant.

▪ *1.5.3. Surveillance*

- Surveillance pluriquotidienne par hémoglucotest.
- Surveillance quotidienne de l'état cutané des pieds (prévention du mal perforant plantaire).
- Surveillance pluriannuelle de l'hémoglobine glycosylée.
- Surveillance des complications.

DIAGNOSTICS INFIRMIERS PRÉVALENTS

- Manque de connaissances [le besoin d'apprentissage] sur la maladie, le traitement et les besoins en matière de soins
- Déficit nutritionnel
- Risque d'incapacité de s'adapter à un changement dans l'état de santé
- Risque d'infection
- Stratégies d'adaptation familiale inefficaces : soutien compromis
- Altération de l'image de soi
- Isolement social (notamment chez les adolescents)

2. OBÉSITÉ

2.1. Épidémiologie

En France, le pourcentage d'enfants en surpoids a triplé en l'espace de 20 ans : 5 % en 1980, 16 % en 2000. Selon le Professeur Hercberg, directeur de l'unité de recherche en épidémiologie nutritionnelle, ce taux a ralenti dans les années 2000 avec 17,5 % en 2007.

2.2. Diagnostic

L'indice de masse corporelle (IMC) permet de diagnostiquer l'obésité.
Il est calculé selon la formule : IMC = poids (kg)/taille^2 (m).

2.3. Traitement

▪ *2.3.1. Diminution des apports*

Il faut normaliser la ration glucidique trop souvent excédentaire (boissons, sucreries).

2.3.2. Augmentation des dépenses

- Incitation à l'activité physique et sportive.
- Mesure des difficultés potentielles physiques et psychologiques de certains sports chez l'enfant obèse.

2.3.3. Soutien psychologique

C'est un traitement à long terme, avec soutien psychologique et surveillance régulière.

2.4. Prévention

Pour 2011-2015, les objectifs du Haut Conseil de santé publique pour le Programme national nutrition santé 2011-2015 sont de :
- réduire l'obésité et le surpoids dans la population ;
- augmenter l'activité physique et réduire la sédentarité à tout âge ;
- améliorer les pratiques alimentaires et les apports nutritionnels ;
- réduire la prévalence des pathologies nutritionnelles.

Les recommandations incluent :
- une surveillance du poids et de la taille de l'enfant, grâce à la courbe d'IMC présente dans le carnet de santé de l'enfant ;
- des conseils alimentaires :
  - conseiller l'allaitement maternel et/ou un lait maternisé adapté ;
  - pas de lait de vache avant l'âge d'1 an ;
  - pas de diversification alimentaire précoce ;
  - avoir une alimentation variée (comme un adulte), mais adapter les quantités (elles doivent être augmentées progressivement) selon les besoins liés à l'âge de l'enfant ;
  - conseils semblables à ceux prodigués aux adultes : pas de grignotage entre les repas, manger lentement, sans télévision ;
  - lutte contre la sédentarité :
  - valoriser la pratique d'un sport et les déplacements à pieds, à vélo, en rollers/trottinette ;
  - limiter le temps passé devant la télévision ou l'ordinateur.

DIAGNOSTICS INFIRMIERS PRÉVALENTS

- Excès nutritionnel
- Perturbation de l'image corporelle
- Intolérance à l'activité
- Stratégies d'adaptation individuelle inefficaces
- Risque d'isolement social

3. REFUS ALIMENTAIRE

3.1. Refus alimentaire du nourrisson

Il est très fréquent chez les nourrissons, en particulier vers le 2e semestre ou le début de la 2e année. La mère dit « que l'enfant ne mange rien », mais sa croissance est harmonieuse.

Il manifeste de la colère si on le force et présente des régurgitations ou des vomissements dans la demi-heure qui suit le repas.

Il s'agit presque toujours d'un refus alimentaire d'opposition, lié au développement psychoaffectif et à la construction de la personnalité. Ce comportement est exténuant et anxiogène pour les parents, mais sans valeur pathologique.

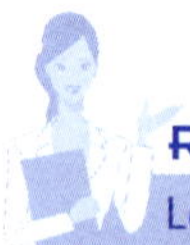

RÔLE INFIRMIER

Lorsque toute cause physique a été écartée, des conseils aident la famille à traverser ce stade du développement :
- ne pas forcer l'enfant à avaler ;
- ne pas rentrer en opposition, banaliser le refus ;
- ne pas donner de quantités excessives ;
- proposer des plats que l'enfant aime ;
- proposer des menus variés, colorés ;
- manger dans un environnement calme ;
- ne pas allonger la durée du repas ;
- ne pas jouer en même temps.

3.2. Anorexie ponctuelle

Elle fait partie d'une affection aiguë ou chronique. Son traitement se confond avec celui de sa cause.

3.3. Anorexie mentale de l'adolescent

Elle touche la jeune fille dans 95 % des cas. C'est une maladie grave relevant de la pédopsychiatrie.

4. SYNDROMES CARENTIELS

4.1. Rachitisme

4.1.1. Définition

Le rachitisme est une ostéochondrodystrophie liée à un trouble du métabolisme phosphocalcique qui affûte l'enfant dans la période de son développement maximal.

Le rachitisme n'est pas dû à un défaut d'apport alimentaire de calcium mais à une insuffisance de son assimilation intestinale par manque de vitamine D.

4.1.2. Diagnostic

Signes cliniques

- Un stade précoce avec hypocalcémie et ses risques (convulsions, laryngospasme).
- Un stade dit « floride », observé à partir de 6 mois, où existent :
  - un retard des acquisitions avec hypotonie ;
  - des déformations métaphysaires bien visibles aux poignets (bourrelets) ;
  - des nouures costales (chapelet costal) ;
  - des os du crâne mous (craniotabès).

Radiographies osseuses

Elles montrent une diminution de la transparence osseuse et des modifications caractéristiques, notamment au poignet.

L'enfant est fragile et présente des complications infectieuses, en particulier bronchopulmonaires (poumon rachitique).

4.1.3. Traitement

Sans traitement, l'évolution aboutit à un retard de croissance et à des déformations osseuses fixées (incurvation tibiale).

Traitement préventif

Il comprend une supplémentation systématique en vitamine D de tous les nourrissons jusqu'à 2 ans, y compris les enfants nourris au sein.

Traitement curatif

Il fait appel à la vitamine D, précédée et accompagnée d'une supplémentation calcique. Une dose de 100 000 unités suffit à guérir un rachitisme carentiel.

Action	La vitamine D favorise la calcification osseuse en augmentant la résorption intestinale du calcium et en diminuant son excrétion urinaire.
Indications	Elles visent le traitement et la prophylaxie du rachitisme, la prophylaxie de la carence en vitamine D en cas de traitement aux antiépileptiques.
Contre-indications	Elles touchent l'hypercalcémie, l'hypercalciurie, la lithiase calcique, l'immobilisation prolongée.
Effets indésirables	Le surdosage se traduit par une soif intense, une anorexie, des nausées et une polyurie.
Substances	L'ergocalciférol (vitamine D2) ou le calciférol (vitamine D3) est administré en gouttes en une seule prise quotidienne. En prophylaxie, les dosages sont de 1 200 à 2 400 UI par jour chez le nourrisson et l'enfant jusqu'à 2 ans. Le médicament existe sous forme de solution buvable à administrer par dose dite « de charge » 1 ou 2 fois par an. Les traitements curatifs imposent des dosages plus importants à adapter selon les cas.

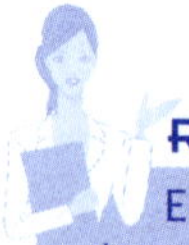

RÔLE INFIRMIER

En cas de traitement préventif, avoir un rôle d'éducation auprès des parents qui s'astreignent à donner chaque jour le médicament. Repérer les enfants échappant à une surveillance médicale régulière de façon à ce que le médecin prescrive plutôt un apport périodique à forte dose. Celui-ci est mentionné sur le carnet de santé afin d'éviter tout surdosage.

Le traitement doit être conservé à l'abri de la lumière et de la chaleur.

DIAGNOSTICS INFIRMIERS PRÉVALENTS

- Perturbation de la croissance et du développement
- Manque de connaissances [besoin d'apprentissage] sur la cause et la physiopathologie de la maladie, les exigences du traitement et la prévention.

4.2. Malnutrition

4.2.1. Définition

La malnutrition est fréquemment liée, dans les pays évolués, à des pathologies diverses dont elle est la conséquence ou à de simples raisons sociales ou socioéconomiques. Dans ce cas, prévenir les services sociaux.

4.2.2. Diagnostic

Les signes de malnutrition globale associent retard statural et retard pondéral (hypotrophie). Ces derniers sont retrouvés sur les courbes de croissance qui montrent une cassure.

L'examen retrouve :

- une amyotrophie (diminution du volume des muscles) ;
- une fonte du pannicule adipeux ;
- des troubles des phanères (poils, cheveux, ongles...) ;
- des troubles du comportement du type agitation ou abattement, voire tristesse dans les malnutritions sévères. Il recherche d'éventuelles infections ORL ou bronchiques, causes ou conséquences de la malnutrition. Biologiquement, il apparaît une hypoprotidémie (diminution des protides sanguins, essentiellement l'albumine) et une anémie.

4.2.3. Étiologie

On distingue classiquement :

- le marasme (maladie qui se caractérise par une maigreur extrême), conséquence d'une dénutrition globale ;
- le kwashiorkor, tableau classique de la malnutrition protéique pure, avec œdème, gros ventre par ascite, apathie, touchant l'enfant des pays défavorisés notamment après le sevrage. Évoquer un problème éventuel de malabsorption (intolérance au gluten, par exemple).

DIAGNOSTICS INFIRMIERS PRÉVALENTS

- Stagnation pondérale et staturale
- Déficit nutritionnel
- Perturbation de la croissance et du développement
- Risque de perturbation dans l'exercice du rôle parental
- Manque de connaissances [besoin d'apprentissage] sur la physiopathologie de la maladie, les besoins nutritionnels, la croissance et le développement escompté ainsi que « le rôle de parent ».

Affections endocriniennes

Défaillance organique et processus dégénératif

1. HYPOTHYROÏDIE

1.1. Définition et étiologie

L'hypothyroïdie est une insuffisance de sécrétion d'hormone thyroïdienne.
Les principales causes sont :
- les anomalies de développement de la glande (athyréose ou ectopie thyroïdienne) ;
- les anomalies, plus rares, de la synthèse hormonale (trouble de l'hormonogenèse).

1.2. Dépistage néonatal

Le dépistage est systématique en période néonatale par dosage de thyréostimuline (TSH) d'origine hypophysaire, augmenté en l'absence de sécrétion hormonale thyroïdienne.

1.2.1. Prélèvement (test de Guthrie)

Le prélèvement est réalisé le 3e jour de vie, par ponction en microméthode sur papier buvard, systématiquement associé au test de dépistage de la phénylcétonurie.

1.2.2. Traitement

Le traitement est rapide par la L-thyroxine.
Malgré un dépistage et un traitement précoces, il existe parfois un retard de développement intellectuel attribué au déficit hormonal pendant la vie intra-utérine.

1.2.3. Suivi

La scintigraphie thyroïdienne et l'échographie précisent plus tard l'absence ou la localisation ectopique de la thyroïde.

1.3. Diagnostic

On retrouve des hypothyroïdies de révélation en rapport avec des thyroïdites, des carences iodées, ou qui surviennent à la suite de lésions hypophysaires

ou hypothalamiques entraînant une absence de sécrétion d'hormone stimulante (TSH).

DIAGNOSTICS INFIRMIERS PRÉVALENTS

- Hypothyroïdie
- Altération de la mobilité physique
- Fatigue
- Altération de la perception sensorielle [à préciser]
- Constipation

2. INSUFFISANCE SURRÉNALE CONGÉNITALE

2.1. Définition

C'est une maladie héréditaire, dont la forme la plus fréquente correspond à un déficit en 21-hydroxylase (enzyme intervenant dans la synthèse des hormones surrénaliennes), aussi appelée hyperplasie congénitale des surrénales.

2.2. Clinique

Ce déficit enzymatique a pour conséquence de dévier le métabolisme de synthèse des hormones surrénaliennes en créant d'une part un déficit en aldostérone (minéralocorticoïde) et en cortisol (glucocorticoïde) et d'autre part une surproduction d'androgènes surrénaliens. Les conséquences de ce déficit comportent :
- une insuffisance surrénale avec perte de sel ;
- une virilisation avec ambiguïté sexuelle chez la fille.

2.3. Dépistage

Dépistage néonatal.
Dépistage anténatal et traitement de la mère pendant la grossesse.

3. INSUFFISANCE ANTÉHYPOPHYSAIRE

3.1. Définition

Il s'agit de déficits hormonaux pouvant toucher, de façon isolée ou associée, l'hormone de croissance (GH), les stimulines thyroïdiennes, gonadiques ou surrénaliennes.

L'insuffisance somatotrope (hormone de croissance) aboutit à un retard de maturation osseuse et de croissance.

3.2. Diagnostic

Un bilan d'imagerie (scanner, IRM), centré sur la région hypophysaire, est bien entendu indispensable.

3.3. Traitement

Le diagnostic est suivi d'un traitement par une hormone de croissance synthétique.

3.4. Étiologies

Elles sont multiples : congénitales ou acquises, malformatives, tumorales, traumatiques.

4. TROUBLES DE LA PUBERTÉ

4.1. Aspects physiologiques normaux

L'âge moyen de la puberté est variable : il est plus tardif chez le garçon (13 ans) que chez la fille (11 ans).

4.1.1. Ossification

La puberté est caractérisée par une accélération de la croissance et une maturation osseuse qui soude les cartilages de conjugaison, marquant la fin des possibilités de croissance. L'âge osseux s'évalue grâce à une radiographie de la main. En effet, les points d'ossification déterminent la maturation osseuse à comparer au stade observé de la puberté ou à l'absence de développement pubertaire.

4.1.2. Caractères sexuels

La puberté est aussi marquée par le développement des caractères sexuels secondaires dont l'évaluation est cotée en stades de 1 à 5 (échelle de Tanner). Chez la fille, l'apparition des premières règles se situe en moyenne 2 ans après le début du développement mammaire.

4.2. Aspects pathologiques

4.2.1. Retards pubertaires

Il s'agit d'une absence de signes pubertaires à 13 ans chez la fille et à 14 ans chez le garçon :

- puberté différée (retard simple) ;
- retard ou absence de puberté vraie, par insuffisance gonadique, primitive ou secondaire.

4.2.2. Avances pubertaires

Les pubertés précoces surviennent avant 10 ans chez le garçon et avant 8 ans chez la fille.

Mécanisme

Dans ces avances pubertaires, on distingue :
- le développement isolé d'un caractère sexuel secondaire (pilosité, seins) ; habituellement, il n'est pas pathologique mais nécessite une surveillance attentive ;
- les pubertés précoces vraies, d'origine centrale, qui mettent en route le processus de stimulation hypophysaire ;
- les pseudopubertés précoces, d'origine périphérique, liées à une sécrétion soit gonadique, soit extragonadique (surrénales), sans mécanisme normal de stimulation hypophysaire.

Étiologies

On retrouve les étiologies suivantes :
- pubertés précoces idiopathiques ;
- étiologies tumorales : elles imposent un bilan d'imagerie.

Précautions

En France 1 interruption volontaire de grossesse (IVG) sur 4 concerne une adolescente de moins de 20 ans. Il est nécessaire d'insister sur :
- le fait que la contraception orale ne suffit plus. Elle doit s'associer à une contraception locale, seule protection contre les IST (préservatifs) ;
- la nécessité de la prise régulière de pilule contraceptive, avec « réparation des oublis » le plus vite possible, surtout pour les pilules mini- ou microdosées, avec association de contraception mécanique ;
- l'existence de la « pilule du lendemain » : sans prescription médicale et gratuite pour les mineures (Norlevo®, 1 comprimé dans les 72 heures suivant le rapport, 1 comprimé 12 heures après).

Pathologies accidentelles

Processus traumatique

Les pathologies accidentelles représentent la 1re cause d'hospitalisation des enfants et la 1re cause de mortalité chez l'enfant et l'adolescent.

Elles sont responsables d'environ 20 % des décès de l'enfant de moins de 15 ans.

Entre 1 et 19 ans	Les accidents (toutes causes confondues) représentent 50 % des causes de mortalité.
Entre 1 et 4 ans	La mortalité accidentelle est liée de façon prépondérante aux accidents domestiques, avec essentiellement : les noyades (y compris en baignoire), les asphyxies, les brûlures (incendies), les chutes, les intoxications.
Entre 1 et 3 ans	La morbidité accidentelle concerne essentiellement : les traumatismes, les brûlures, les coupures, les morsures.

1. INTOXICATION

1.1. Les différents types d'intoxication

1.1.1. Saturnisme

C'est une intoxication par le plomb.

L'enfant ingère des écailles de peintures anciennes à teneur élevée en plomb. Ces peintures (céruses) sont interdites depuis 1948, mais elles sont encore présentes sur les murs d'habitats anciens non rénovés.

Le risque est une atteinte neurologique grave pouvant entraîner le décès ou laisser des séquelles très sévères.

DIAGNOSTICS INFIRMIERS PRÉVALENTS

- Risque de trauma
- Risque de déficit de volume liquidien
- Manque de connaissances (besoin d'apprentissage) sur les sources de plomb et la prévention de l'intoxication
- Intoxication chronique au plomb
- Déficit nutritionnel
- Altération des opérations de la pensée
- Douleur chronique

1.1.2. Intoxications médicamenteuses

Elles sont extrêmement fréquentes, favorisées par le bon goût des médicaments pour enfants, l'imprudence des familles, voire l'imprécision des prescriptions médicales.

Les médicaments les plus fréquemment en cause sont :
- la pilule contraceptive ;
- l'aspirine ;
- le paracétamol ;
- les anxiolytiques ;
- les somnifères ;
- les psychotropes ;
- les médicaments de l'hypertension ;
- les sirops antitussifs.

L'intoxication est souvent polymédicamenteuse.

1.1.3. Intoxications non médicamenteuses

Elles sont liées à des produits domestiques, caustiques :
- l'eau de Javel pure, les produits pour lave-vaisselle, les détartrants, les déboucheurs d'évier ;
- les solvants (white-spirit) ;
- certains végétaux (baies, feuilles) dont l'identification nécessite un échantillon ;
- intoxications oxycarbonées fréquentes. Le jeune âge dans ce cas constitue un facteur de gravité.

1.2. Diagnostic

Il est facile si l'entourage est témoin :
- faire préciser les doses ;
- pour retenir la dose maximale potentiellement absorbée il faut compter les comprimés restants ;

- rechercher la prise d'autres médicaments (prise polymédicamenteuse) ;
- rechercher aussi la prise de toxiques. Ces actions ne doivent pas retarder le traitement. Il est difficile dans beaucoup d'autres circonstances et doit être suspecté systématiquement chez un enfant présentant des symptômes inhabituels ou inexpliqués : troubles d'équilibre, de la vigilance, convulsions, coma ;
- troubles digestifs, hypothermie, hypo- ou hyperventilation.

La recherche de toxiques dans le sang, les urines et le liquide d'évacuation gastrique pourra éventuellement confirmer l'intoxication.

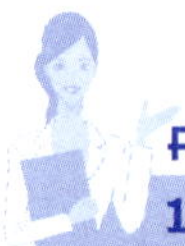

RÔLE INFIRMIER

1. Recueillir les principaux éléments de l'histoire

- Identification des toxiques.
- Précision des doses.
- Toxicité en fonction du poids, de la taille et de l'âge de l'enfant.

2. Participer à la mise en route du traitement

En l'occurrence :

- évacuation gastrique sauf en cas de contre-indication (caustiques, troubles de conscience), par lavage ou émétique (Ipéca-Apokinon®) ;
- mise en place d'une voie d'abord veineuse ;
- suivi de la diurèse ;
- administration des prescriptions du type charbon activé (adsorbant), d'antidotes...

3. Participer à la prévention et à l'éducation des familles

Les médicaments sont rangés sous clef.
Les produits ménagers sont inaccessibles.
Les produits toxiques ne sont jamais dilués, transvasés dans les bouteilles de consommation courantes comme les bouteilles d'eau en plastique. Leur dangerosité est importante.
Le lait ne doit pas être administré comme antipoison car il facilite l'absorption de nombreux toxiques liposolubles.

2. CORPS ÉTRANGERS

2.1. Corps étrangers bronchiques

La suspicion d'un corps étranger bronchique existe chez tout enfant qui présente une symptomatologie respiratoire à début brutal et inexpliqué. Le tableau clinique est marqué par un « syndrome de pénétration » avec suffocation, cyanose, toux.

En urgence, chez un enfant suffocant par corps étranger bronchique, il faut entreprendre la classique manœuvre d'Heimlich (voir Fiche 6, p. 192). Il faut insister auprès des parents sur les précautions à prendre, essentiellement vis-à-vis des cacahuètes, dont la consommation est fortement déconseillée avant l'âge de 4 ans au moins.

2.2. Corps étranger nasal

Ils peuvent passer longtemps inaperçus et doivent être suspectés devant un écoulement nasal purulent, souvent fétide, unilatéral.

L'extraction est délicate (risque d'inhalation secondaire après refoulement du corps étranger).

2.3. Corps étranger digestif

Il est de nature extrêmement variée (pièces de monnaie, vis, clous, piles, jouets divers). Le diagnostic repose sur l'interrogatoire et l'examen radiographique (si le corps étranger est radio-opaque). Un objet qui a pu franchir le bas œsophage puis le pylore peut en principe s'éliminer par les voies naturelles.

Une extraction endoscopique est indispensable pour des corps étrangers bloqués dans l'œsophage (signes fonctionnels évocateurs du type dysphagie, hypersialorrhée). Les piles posent le problème de la causticité en cas de perte d'étanchéité sous l'action du suc gastrique, d'où l'importance d'une extraction rapide ou encore d'une accélération du transit avec des régimes riches en fibres.

2.4. Corps étranger auditif

Il peut provoquer une lésion tympanique et une infection secondaire.

2.5. Corps étranger vaginal

Il est suspecté en cas d'infection locale inexpliquée avec pertes purulentes.

3. FRACTURES

3.1. Surveillance

3.1.1. *Des traitements orthopédiques*

Pour le plâtre

- Contrôler la chaleur et la sensibilité des extrémités du membre, leur couleur, leur mobilité, la présence d'un œdème et évaluer la douleur.

– Rechercher des taches sur le plâtre et/ou sur les points d'appui de l'appareillage.

Pour la triple ostéotomie pelvienne

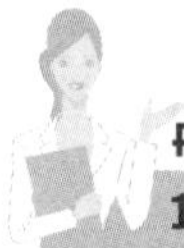

RÔLE INFIRMIER

1. Lors la première heure

- Installation en décubitus dorsal de l'enfant. La tête du lit peut être surélevée.
- Installation de billots sous les talons.
- Installation de 2 arceaux.
- Surveillance du plâtre et des orteils.
- Fixation des 3 Redon.
- Fixation de la poche urinaire (Urinocol®) ou de la sonde urinaire, vérifier sa perméabilité.
- Vérification de la voie d'abord.
- Mise en route des traitements (perfusion, seringue électrique, pompe à morphine).
- Prise des constantes.
- Affichage dans la chambre de la reprise de la boisson.

2. Suivi infirmier les heures suivantes

- Prise des constantes.
- Surveillance des orteils, du plâtre et des points d'appui.
- Surveillance des saignements, des Redon.
- Surveillance des perfusions.
- Prise en charge du confort, au besoin par des frictions.

3. Les jours suivants

- Participer :
  - à l'ablation des Redon à partir de J3 (sur prescription) ;
  - à la finition du plâtre ;
  - aux changements de position (décubitus latéral et décubitus ventral).

La durée de l'hospitalisation oscille entre 6 et 10 jours. Le plâtre est gardé 2 mois et le séjour en centre de rééducation est d'environ 1 mois. Prévoir une seconde hospitalisation d'une durée de 4 jours pour l'ablation du matériel.

Pour la mise en traction

RÔLE INFIRMIER

- Réaliser l'installation en collaboration avec le kinésithérapeute et le médecin.
- Surveiller sur l'enfant :
  - la coloration des pieds ;
  - la sensibilité des extrémités ;
  - les œdèmes et phlyctènes aux points de frottements ;
  - l'intégrité de la peau (talon) ;
  - le transit ;
  - la douleur ;
  - l'état psychologique.
- Surveiller les éléments de traction :
  - les poids sont maintenus en tension ;
  - les cordages ne présentent pas de nœuds au niveau des poutres ;
  - la bonne position de la bande Velpeau®.
- Concernant l'aspect psychologique, redonner des repères et dédramatiser la situation.
- Rester vigilant au respect du rythme biologique et du sommeil.
- Rassurer les parents.
- S'assurer que la scolarité est accessible tant à l'hôpital que dans le centre de rééducation.

▪ *3.1.2. Surveillance de la douleur*

RÔLE INFIRMIER

- Évaluer la douleur de l'enfant.
- Observer, écouter et noter les signes caractéristiques (pleurs, sueurs, agitation, pâleur, pincement du nez, froncement des sourcils, prostration, insomnie...).
- Utiliser l'échelle visuelle analogique pour mesurer l'intensité de la douleur et en apprécier le score.
- Aider à la mise en place d'un traitement antalgique et/ou à des soins de confort ou relationnels plus appropriés.

3.2. Complications liées aux interventions orthopédiques

3.2.1. Signes de compression sous plâtre

- Surveiller l'apparition de douleurs et de troubles moteurs ou sensitifs qui sont les signes d'une compression sous plâtre.
- Informer le chirurgien qui procède à une transformation du plâtre. Ce dernier est échancré ou bivalvé en urgence.

3.2.2. Syndrome des loges

Il faut surveiller la sensibilité de l'enfant : une sensibilité nulle ou une hypersensibilité, des doigts froids doivent faire craindre un syndrome des loges souvent associé à un œdème important. Prévenir en urgence le chirurgien.

3.2.3. Hémorragie

Aucune hémorragie ne doit avoir lieu, qu'elle soit extériorisée par les Redon ou non extériorisée (pâleur visible, baisse de la pression artérielle, état de choc).

3.2.4. Fistule ou abcès

Il faut prévenir en urgence le chirurgien qui décide le plus souvent d'une reprise au bloc opératoire.

3.2.5. Infection

- Rester vigilant quant à l'infection.
- Actes faits avec rigueur et suivant les protocoles en vigueur dans le service.
- Surveiller la température.

3.3. Conseils aux parents

3.3.1. Consignes après immobilisation par plâtre

L'enfant ne doit pas présenter de fourmillements à l'extrémité du membre plâtré (doigts, orteils). Les doigts et les orteils doivent pouvoir bouger en permanence.

- Être attentif à ne pas mouiller le plâtre.
- Surélever le membre plâtré sur un oreiller pendant la nuit.
- Ne pas introduire dans le plâtre d'objets pointus (crayon, aiguille à tricoter...).
- Si le plâtre se détériore, ne pas hésiter à prendre rendez-vous pour le faire consolider.

3.3.2. Consignes en cas de plâtre pelvipédieux

Le plâtre ne doit pas être mouillé. Si l'enfant porte des couches, les parents peuvent glisser sous lui une petite couche sous le plâtre (devant et derrière), puis mettre une couche plus grande en la refermant sur le plâtre de façon à bien assurer l'étanchéité.

Il s'agit d'être attentif aux changements de position toutes les 2 à 3 heures durant la journée (alterner sur le dos et sur le ventre). Lorsque l'enfant est sur le ventre, les parents doivent vérifier l'état de la peau du siège et du dos. Les orteils doivent pouvoir bouger en permanence.

Il faut caler le plâtre avec des coussins ou des oreillers, notamment sous la cheville, pour que le plâtre soit stabilisé. Ne pas introduire d'objets dans le plâtre (crayon, aiguille à tricoter...) même s'il y a des démangeaisons. Si le plâtre se détériore ou dégage une mauvaise odeur, les parents ne doivent pas hésiter à prendre rendez-vous pour sa vérification et/ou sa consolidation. L'enfant ne doit en aucun cas se tenir en position debout avec le plâtre.

DIAGNOSTICS INFIRMIERS PRÉVALENTS

Fracture
- Risque de trauma (blessure secondaire)
- Douleur (aiguë)
- Altération de la mobilité physique
- Risque de perturbation des échanges gazeux
- Manque de connaissances [le besoin d'apprentissage] sur le processus de guérison, les exigences du traitement et les complications possibles

Plâtre
- Risque de dysfonctionnement neurovasculaire périphérique
- Risque d'atteinte à l'intégrité de la peau
- Incapacité (partielle ou totale) d'accomplir ses soins personnels [préciser]

4. BRÛLURES

4.1. Classification et étendue des brûlures

Les brûlures sont classées en fonction de leur profondeur. On distingue les brûlures superficielles des brûlures profondes.

4.1.1. Classification classique par degré

Elle remonte à plus de 30 ans mais est toujours utilisée.

Brûlure superficielle du 1er degré	Atteinte de l'épiderme uniquement. Il s'agit d'une rougeur sans phlyctène (coup de soleil).
Brûlure intermédiaire du 2e degré	Lésion de l'épiderme et d'une partie du derme. Le 2e degré est dit « superficiel » lorsque la brûlure se limite aux papilles dermiques. Il est dit « profond » lorsque seule la base du follicule pileux et les glandes sudoripares sont épargnées. Il s'agit d'une phlyctène avec plus ou moins de tissu piqueté, de zones blanches Il faut faire revoir la plaie 48 heures plus tard en consultation de chirurgie.
Brûlure profonde dite « du 3e degré »	Brûlure de toute l'épaisseur du derme. Elle présente un aspect cartonné, insensible, blanc ou brun. Elle nécessite une hospitalisation pour une cure chirurgicale avec excision et/ou greffe. La guérison est très longue et laisse des séquelles.

▪ *4.1.2. Étendue de la brûlure*

Elle s'exprime en pourcentage. Compte tenu de la différence de proportion des différents éléments du corps, **la règle des 9 de Wallace** utilisée chez l'adulte ne peut être adaptée à l'enfant.

Pour calculer le pourcentage de surface corporelle brûlée, on utilise **la table de Lund et Browder**. Chez le nourrisson, la brûlure est considérée comme grave à partir de 10 % de surface atteinte.

4.2. Les différents types de brûlure

Brûlure thermique	Parmi les brûlures, 90 % sont d'origine thermique : eau chaude, barbecue, cheminées, feux de camp...
Brûlure électrique	Elle est souvent liée à l'exploration de l'environnement par l'enfant qui, par exemple, va introduire ses doigts ou un objet métallique dans une prise électrique.
	Elle est grave (destruction en profondeur) et nécessite une exploration chirurgicale :
	pour bilan lésionnel et exérèse des tissus nécrosés avec parfois couverture des pertes ;
	de substances par lambeaux ou greffes.

Brûlure caustique	Elle est liée au contact de l'enfant avec un produit chimique. Elle est souvent causée par un accès non sécurisé aux produits ménagers : eau de javel, déboucheur, produits décapants... Ce type de brûlure peut être interne lorsque le produit a été ingéré.
Brûlure par rayonnement	Elle est liée le plus souvent à une exposition solaire excessive, en été comme en hiver, elle peut être évitée par les mesures de prévention habituelles.
Brûlure par frottement	Elle est liée à l'érosion cutanée par un agent extérieur. C'est classiquement la phlyctène produite par le frottement d'un vêtement.
Brûlure par le froid	Elle est la conséquence d'un contact prolongé avec une substance ou un objet froid, le plus souvent la neige.

4.3. Traitement

Les mesures immédiates correspondent aux gestes appris dans le cadre de l'AFGSU.

Par la suite, le traitement varie en fonction du type de brûlures, de la surface et de la profondeur de brûlure. Il peut comporter incisions de décharges, détersion, réparation de substance (greffes), kinésithérapie, port de vêtements compressifs, attelles de postures, crénothérapie et/ou soutien psychologique.

L'hospitalisation est nécessaire :

- pour les brûlures périorificielles ;
- pour les enfants de moins de 1 an, si la surface corporelle brûlée excède 5 % ;
- pour les enfants de plus de 1 an, si la surface corporelle excède 8 % ;
- s'il y a un doute sur le comportement familial (maltraitance).

DIAGNOSTICS INFIRMIERS PRÉVALENTS

- Risque de déficit de volume liquidien
- Risque d'infection
- Douleur (aiguë)
- Risque de déficit nutritionnel
- Réaction post-traumatique
- Manque de loisirs
- Perturbation de la croissance et du développement

Maltraitance et abus sexuels

1. MALTRAITANCE

Ce sont 18 000 enfants qui sont signalés pour maltraitance par an, en France. Selon l'INSERM, les mauvais traitements aux enfants de moins de 15 ans ont plus que doublé entre 1996 et 2006. Les homicides de nourrissons seraient sous-estimés : il faudrait multiplier par 3 à 10 les chiffres officiels annuels. Il y aurait ainsi entre 30 et 200 cas par an.

1.1. Définition

Elle se définit comme une absence ou insuffisance de soins (hygiène, nutrition, insuffisance de surveillance médicale, vaccinations, scolarité...).

Le secret professionnel est levé en cas de maltraitance et des sanctions pénales peuvent être infligées en cas contraire.

Il faut toujours prendre en compte la parole de l'enfant.

1.2. Signes d'alerte

1.2.1. Chez le bébé

C'est la présence d'ecchymoses, d'érosions cutanées, de plaies de muqueuses, de brûlures, un retard du développement psychomoteur, des balancements du corps, un retard de croissance, une anorexie, des hurlements, une impotence... qui signent l'alerte.

1.2.2. Chez l'enfant plus grand

C'est la présence de comportements inadaptés qui évoque la maltraitance : l'enfant est trop excité ou trop calme, asocial, destructeur ou en prostration.

Face à ces signes, tout soignant doit penser à la possibilité d'une maltraitance **sans pour autant stigmatiser et/ou porter un regard suspicieux sur les parents**. L'observation et la discussion sont pluridisciplinaires.

1.3. Clinique

1.3.1. Signes habituels

Le tableau classique de l'enfant battu (syndrome de Silverman) comporte l'association :
- d'ecchymoses ;
- de lésions traumatiques diverses (brûlures, griffures) ;
- des fractures éventuelles d'âges différents ;
- des lésions osseuses moins franches (hématomes périostés).

Ces dernières sont mises en évidence par des radiographies de squelette.

Les enfants maltraités peuvent ne rien exprimer. Lorsque la maltraitance est générée par les parents, le silence s'explique par les sentiments : l'enfant protège ses parents et inclut ce qu'il vit dans la « normalité ». Lorsqu'il s'agit d'un membre extérieur à la famille, l'enfant peut avoir peur des représailles ou craindre de ne pas être entendu.

1.3.2. Chez le nourrisson

La recherche porte sur des lésions intracrâniennes (hématome sous-dural) dont la maltraitance est une cause majeure. L'examen du fond d'œil montre des hémorragies rétiniennes, de grande valeur diagnostique dans ce domaine. On peut les rapprocher des lésions observées chez les « enfants secoués ».

1.4. Bilan

Une évaluation précise de l'état de l'enfant et du contexte familial ou nourricier est menée.

Les données cliniques recueillies quant aux lésions cutanées sont notées et décrites dans le détail, voire photographiées, pour servir le cadre médicolégal.

Ce bilan comporte aussi, outre des radios osseuses, un fond d'œil, éventuellement une imagerie cérébrale (ETF-scanner).

Le bilan psychologique et nutritionnel (courbes de poids et de taille) est indispensable.

1.5. Prise en charge hospitalière

S'assurer de l'existence de la feuille de liaison médicosociale et de son contenu.

Rester professionnelle et assurer un accueil de qualité dans une atmosphère calme et détendue.

L'observation globale de l'enfant et de sa famille doit être très objective et précise.

1.6. Rôle de l'équipe multidisciplinaire

L'infirmière et l'auxiliaire de puériculture participent à l'éducation des parents, en matière de soins de nursing, de confort, d'éducation diététique, de maternage, du respect du sommeil...

Le chirurgien prescrit les examens radiologiques (squelette entier) et/ou biologiques pour compléter l'examen clinique de l'enfant.

Le pédopsychiatre rencontre l'enfant et/ou ses parents dès l'hospitalisation. Il suit le dossier familial après la sortie de l'hôpital.

L'assistante sociale assure le relais entre la famille, le service hospitalier et les différentes structures extérieures (PMI, aide sociale à l'enfance et structures judiciaires).

1.7. Prise en charge par le service de l'enfance et/ou le juge des enfants

Ensuite, une décision est prise :

- l'enfant n'est pas signalé par le juge : un travail avec les parents des services sociaux départementaux et un suivi régulier de l'enfant en consultation sont mis en place ;
- l'enfant est signalé : les faits sont évoqués auprès du procureur de la République, du médecin de PMI, de l'inspecteur chargé de l'aide sociale à l'enfance, parfois aux services de police. L'hospitalisation peut être poursuivie pour garantir la protection de l'enfant jusqu'à la décision finale.

DIAGNOSTICS INFIRMIERS PRÉVALENTS

- Perturbation de l'estime de soi
- Réaction post-traumatique
- Perturbation dans l'exercice du rôle parental
- Stratégies d'adaptation familiale inefficaces (absence de soutien ou soutien compromis)

2. ABUS SEXUELS

Les abus sexuels sont fréquemment intrafamiliaux.

2.1. Signes d'appel

Il faut envisager cette hypothèse devant de très nombreux symptômes d'appel, symptômes prétextes ou de défense tels que :

- douleurs abdominales ;

– encoprésie, énurésie ;
– troubles inexpliqués du comportement ;
– problèmes scolaires ;
– intoxications volontaires...

Lors d'abus sexuel, il existe souvent une destruction familiale et des comportements inadaptés des parents envers leur enfant.

L'enfant peut présenter des plaies et des ecchymoses de la région pelvienne et/ou adopter un comportement anormal envers l'adulte.

2.2. Attitude à adopter

Une attitude réservée, douce, discrète et un climat de confiance sont, bien entendu, indispensables pour aborder ces problèmes avec l'enfant.

Il s'agit de s'aider de formules telles que :
– « Est-ce que des personnes t'ont embêté ? Ont été violentes ? » ;
– « Quelqu'un a-t-il eu avec toi des gestes déplacés ou défendus ? » ;
– « T'ont-ils fait faire des choses que tu ne voulais pas ? ».

L'enfant s'exprime souvent par le biais d'un médiateur : poupée, peluche, dessin, attitudes... Ce mode de communication libère souvent la parole qui doit, dans tous les cas, être entendue.

2.3. Signalement

Il est obligatoire et libère de l'obligation du secret professionnel.

En cas de doute, l'hospitalisation de l'enfant permet l'observation, la réflexion et une meilleure prise de décision. Le signalement doit être fait, selon les circonstances, aux services de protection de l'enfance (conseil général, PMI) qui pourront entamer les investigations utiles par l'intermédiaire de puéricultrices, d'assistantes sociales, et saisir les autorités de justice par le médecin de PMI.

Le signalement peut aussi être directement donné au procureur de la République, qui décide de mettre l'enfant à « l'abri » dans un 1er temps, en prononçant le placement provisoire à l'hôpital. Cette procédure empêche la famille de décider de la sortie de l'enfant.

Il existe un service national d'écoute et d'accueil qui peut être contacté en permanence par l'enfant lui-même ou par toute personne constatant ou redoutant une maltraitance : « Allô Enfance en Danger », numéro vert : 119 ou www.allo119.gouv.fr.

3. PRÉVENTION

De multiples éléments interviennent en cas de maltraitance : médicaux, socioéconomiques, juridiques :
- la maltraitance n'est pas réservée aux classes défavorisées, même si elle y est plus fréquente ;
- l'alcoolisme est un facteur de risque majeur ;
- les parents eux-mêmes maltraités dans leur enfance constituent des familles à risque ;
- les difficultés de la grossesse et de l'accouchement, les prématurités, les séparations et les hospitalisations longues en période néonatale sont des facteurs de risque de maltraitance ultérieure.

Une intervention précoce et adaptée des soignants est déterminante pour éviter la maltraitance ou en diminuer les risques.

DIAGNOSTICS INFIRMIERS PRÉVALENTS

- Mécanismes de protection inefficaces
- Peur
- Perte d'espoir
- Sentiment d'impuissance
- Image corporelle perturbée
- Identité personnelle perturbée
- Risque de violence envers soi
- Risque de syndrome d'inadaptation à un changement de milieu
- Dynamique familiale perturbée
- Risque de perturbation de l'attachement parent-enfant

Notes

Malformations

1. MALFORMATIONS DIGESTIVES

1.1. Imperforation anale

Elle est dépistée dès la naissance par l'examen local et le contrôle de la perméabilité anale avec une sonde.

1.2. Atrésie de l'œsophage

Il s'agit d'une interruption de la continuité du tube œsophagien associée ou non à une fistule dans l'arbre bronchique. Elle est dépistée chez le nouveau-né par le test de la seringue systématique : une sonde est posée en oro- ou naso-gastrique ; l'injection d'air et l'auscultation de la région gastrique permettent de s'assurer de l'intégrité œsophagienne.

1.3. Occlusions néonatales

Elles peuvent correspondre à diverses malformations : atrésies ou sténoses intestinales, anomalies mésentériques.

On peut rattacher à ces occlusions la maladie de Hirschsprung et l'iléus méconial de la mucoviscidose.

1.4. Hernie diaphragmatique

Il s'agit d'une malformation de la coupole du diaphragme entraînant l'ascension intrathoracique du contenu abdominal.

Elle est reconnue en anténatal et prise en charge immédiatement en milieu spécialisé de chirurgie néonatale.

1.5. Anomalies de la paroi abdominale

- Omphalocèle.
- Laparoschisis.
- Extrophie vésicale.

2. MALFORMATIONS DU SYSTÈME NERVEUX CENTRAL

2.1. Myéloméningocèles

Elles sont le plus souvent lombosacrées (spina-bifida), de pronostic sévère (paraplégies, troubles sphinctériens, hydrocéphalies).

C'est une malformation liée à la non-fermeture du tube neural pendant l'embryogenèse.

2.2. Malformations cérébrales

Elles se caractérisent par :

- une agénésie du corps calleux associée ou non à d'autres malformations cérébrales ;
- des malformations des voies de circulation du LCR pouvant aboutir à une hydrocéphalie (sténose de l'aqueduc de Sylvius ou autres obstacles) ; des anomalies de sillons corticaux (lissencéphalie), anomalies de giration, de migration neuronale ;
- des malformations complexes de la ligne médiane (anomalies hypophysaires, holoprosencéphalie).

3. MALFORMATIONS CRANIOFACIALES

Il peut s'agir :

- de fentes palatines ou labiopalatines plus ou moins complètes, uni- ou bilatérales : la prise en charge est chirurgicale ;
- de craniosténoses, de type variable (soudure prématurée des os du crâne) : elles sont accessibles à la chirurgie ;
- de microencéphalies de causes diverses, isolées ou associées ;
- des syndromes malformatifs craniofaciaux complexes du type syndrome de Pierre-Robin (rétrognathisme, glossoptose) souvent associés à des troubles de succion-déglutition

4. MALFORMATIONS OSSEUSES

Il peut s'agir :

- d'une luxation congénitale dépistée cliniquement lors de l'examen du nouveau-né par la recherche de l'instabilité articulaire (signe du ressaut) et par les examens d'imagerie (échographie, radio de bassin). Une prise en charge précoce permet le plus souvent d'éviter les complications à moyen ou long terme ;

– de malformations des membres ou segments des membres, hypoplasies, aplasies, malformations diverses des mains ou des doigts (syndactylies, polydactylies, main en « pince de homard » avec absence des 3 doigts médians).

5. MALFORMATIONS CARDIAQUES

Elles sont souvent dépistées en anténatal.

Certaines peuvent bénéficier de corrections chirurgicales remarquablement complètes et très précoces.

On retiendra :

– les transpositions des gros vaisseaux ;
– les coarctations de l'aorte ;
– la tétralogie de Fallot ;
– les canaux atrioventriculaires ;
– les ventricules uniques.

Le diagnostic est orienté par l'existence ou l'absence de 2 symptômes majeurs : la cyanose et l'insuffisance cardiaque.

6. MALFORMATIONS RÉNALES

Elles sont souvent dépistées par les échographies anténatales.

Ces malformations peuvent être :

– des maladies kystiques rénales de gravité variable ;
– des dilatations des voies excrétrices (pyélectasies, hydronéphroses, méga-uretères) pour lesquelles le diagnostic précoce permettra la prise en charge chirurgicale rapide évitant de graves altérations du parenchyme rénal.

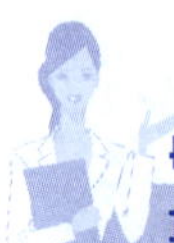

RÔLE INFIRMIER FACE AUX ENFANTS HANDICAPÉS

1. Annonce du handicap

- Déontologie :
  - l'annonce du handicap est de la responsabilité du corps médical ;
  - le rôle de l'infirmière est d'apporter aux patients une aide et un soutien psychologique ainsi qu'une relation d'aide thérapeutique.
- Circulaire du 25 novembre 1985 : elle est relative :
  - à la sensibilisation des personnels de maternité à l'accueil des enfants nés avec un handicap et de leur famille et fait référence aux conditions de l'annonce du handicap : elle rappelle la responsabilité du médecin et le respect de l'intimité des personnes en référence à l'article 9 du Code civil ;

  - au soutien et accompagnement à la maternité : elle précise que « tout est mis en œuvre pour favoriser la communication entre la mère, le père et l'enfant » ;
  - à la préparation à la sortie : les préparatifs évitent que les parents se retrouvent seuls avec leur problème ;
  - à la formation des personnels : « Pour que les personnels de maternité soient en mesure d'aider les parents à surmonter cette épreuve, ils doivent bénéficier d'une formation qui leur permette de répondre individuellement et en équipe aux multiples aspects de ces situations. »
- Conditions de l'annonce : il n'y a pas de « bon moment ». L'annonce doit répondre à certaines conditions :
  - elle est faite par toute une équipe qui se sera concertée sur l'accompagnement des parents ;
  - elle est faite au mieux en présence des 2 parents et si possible en présence du nouveau-né ;
  - elle doit être prudente et objective ;
  - elle est faite dans un lieu approprié ;
  - elle respecte l'intimité du couple et sa volonté ;
  - elle est suivie d'un encadrement de la famille comprenant toutes les informations utiles aux parents pour la prise en charge de leur enfant avec la mise en place des relais avant la sortie.
- Modalités : bien que l'annonce relève du rôle du médecin, l'infirmière peut et doit participer à l'entretien. Cela lui permet d'entendre les mots utilisés et d'observer les réactions. C'est parfois à l'issue de cette rencontre que les parents s'exprimeront et/ou poseront des questions sur ce qu'ils n'ont pas compris ou pas entendu.

  Dans tous les cas, il convient de ne jamais nier le handicap, ni masquer la vérité.

  Si les parents n'ont pas encore vu leur enfant (salle de naissance, néonatalogie, réanimation…), il est important de leur décrire ce à quoi ils vont être confrontés : décrire l'enfant et, brièvement si besoin, le matériel qui l'entoure.
- Suivi :
  - répondre aux questions des parents ;
  - être attentif, rester à l'écoute, demeurer tolérant et capable d'entendre et d'accepter les réactions des parents.

2. Conséquences de l'annonce

- Réactions parentales : elles se font en plusieurs étapes :
  - le choc : au moment de l'annonce, les parents peuvent avoir un comportement de confusion parfois irrationnel ;le déni : c'est le refus de croire que l'enfant est anormal. Il peut aussi s'exprimer dans la certitude pour les parents qu'il s'agit de l'enfant d'un autre couple ;
  - la dépression : c'est un mélange de tristesse, d'angoisse et de colère qui se dirige sur l'enfant, le conjoint ou le personnel médical. Ne pas tenir compte des agressions dont le soignant peut être l'objet. Cette période difficile pour le couple aboutit soit à un renforcement des liens, soit au contraire à un risque de déchirement ;
  - l'équilibre : il associe à la diminution de l'angoisse l'augmentation de la confiance dans les soins donnés au bébé ;
  - la réorganisation : c'est l'étape finale. Elle est nécessaire pour que chaque parent apprenne à vivre avec les problèmes de l'enfant.

Toutes ces étapes n'apparaissent pas dans toutes les familles. Leur durée comme leur chronologie est fortement variable de l'une à l'autre. Les réactions asynchrones pendant lesquelles les 2 parents n'abordent pas simultanément les mêmes étapes précipitent parfois la désorganisation familiale.

3. Comportement infirmier souhaitable

- Présence auprès des parents :
  - éviter l'isolement des parents et la solitude de la mère ;
  - expliquer à quoi correspondent le diagnostic et les conséquences que la famille doit en attendre ;
  - aider les parents à prendre le temps de s'adapter à cette situation nouvelle.
- Intermédiaire entre parents et enfant :
  - favoriser le maintien du lien ;
  - favoriser les premiers contacts avec le bébé ;
  - faire part d'une présence « maternante », agir avec des gestes simples et naturels et garder une attitude positive en toutes circonstances ;
  - créer autour des parents et du bébé une dynamique d'accueil et de reconnaissance.
- Médiateur auprès de l'équipe soignante :
  - confier ses observations et le contenu de ses éventuels échanges avec les parents pour aider le médecin à mieux comprendre la problématique familiale et à adapter le cas échéant le discours médical ;

- favoriser la cohésion des paroles dites devant les parents pour éviter les contradictions au sein de l'équipe ;
- reconnaître que les parents d'un enfant handicapé présentent une souffrance permanente.
- accepter qu'ils l'expriment. Faire preuve d'empathie ;
- reconnaître que si le handicap d'un enfant est inacceptable en soi, cela ne signifie pas que l'enfant lui-même soit inacceptable.

– Aider et comprendre les parents :

- comprendre que toute personne en contact avec l'enfant handicapé réagisse intensément, ressente de la colère, de la révolte, soit angoissée ;
- se préparer à rencontrer ces sentiments pénibles ;
- prendre en considération l'ensemble du groupe familial en portant attention aux ressources et aux besoins de chacun des membres ;
- participer à la connaissance des parents concernant la déficience de l'enfant, son handicap, ses besoins et ses capacités ;
- reconnaître ne pas tout savoir ;
- laisser les parents prendre eux-mêmes leur décision sur ce qu'ils ont à faire à l'aide de l'information fournie ;
- leur proposer des relais, des réseaux d'aide ou de soutien pour éviter autant que possible des placements institutionnels qui destituent les parents de leur fonction ;
- favoriser les échanges avec d'autres parents dans une situation équivalente.

4. Les aides

Les maisons départementales des personnes handicapées (MDPH) ont été créées par la loi pour l'égalité des droits et des chances, la participation et la citoyenneté des personnes handicapées du 11 février 2005. Elles ont pour mission l'accueil, l'accompagnement, l'information et le conseil des personnes handicapées et de leur famille.

La circulaire du 28 décembre 2006 incite les établissements de santé à organiser des maisons des usagers, lieux d'échanges, d'écoutes et d'information. Elles mettent en lien les malades, l'entourage et les associations. Ces dernières peuvent apporter un appui matériel et moral auprès de l'enfant et de sa famille.

Mort subite du nourrisson

1. DÉFINITION

Il s'agit de la 1re cause de mortalité des nourrissons après la période néonatale, entre 2 mois et 1 an (en 2004, la mort subite du nourrisson est inférieure à 0,5/1 000, en France). Le pic de fréquence se situe entre 2 et 4 mois.

Les garçons sont nettement plus concernés que les filles.

La mort subite du nourrisson est un décès imprévu et spontané d'un enfant en bonne santé apparente.

2. ÉTIOLOGIES

On distingue :

- les morts subites inexpliquées du nourrisson (MSIN) ; le diagnostic de MSIN ne peut se faire que par élimination des cas de mort subite expliquée ;
- les morts subites inopinées : elles concernent des nourrissons jusque-là bien portants, mais présentant des facteurs de risques éventuels :
  - prématurité,
  - hyperréflexibilité vagale,
  - reflux gastro-œsophagien,
  - infections respiratoires, surtout virales.

Les principaux facteurs d'environnement sont :

- la position de couchage sur le ventre (risque de suffocation, d'inhalation et d'hyperthermie) ;
- l'environnement du sommeil (literie, chauffage, peluches dans le berceau…) ;
- la saison (impact des affections ORL…) ;
- le contexte familial (tabagisme, nombre d'enfants…).

3. MESURE DE PRÉVENTION

- Choisir une literie ferme et un matelas adapté au lit.
- Ne pas mettre de coussin.
- Ne pas utiliser de couette.
- Ne pas couvrir l'enfant trop haut.
- Vêtir l'enfant d'une « gigoteuse » à bretelles.

- Coucher l'enfant sur le dos.
- Maintenir la température de la chambre à 19 ou 20 °C.
- Aérer la chambre quotidiennement.

4. CONDUITE À TENIR EN CAS DE MSN

Il faut appeler immédiatement les pompiers ou le SMUR.

Si l'arrêt cardiorespiratoire paraît récent, débuter un massage cardiaque externe et une ventilation bouche-nez/bouche tels qu'appris pour l'AFGSU. Dans la mesure du possible, ne pas laisser les parents seuls le temps de la réanimation. Ne pas systématiquement leur demander de sortir.

Si le médecin estime que le décès est avéré, que l'arrêt cardiorespiratoire est trop antérieur à son arrivée, il peut ne pas mettre en œuvre de réanimation et faire le choix de s'entretenir sur place avec les parents (père, mère, fratrie, grands-parents...) ou la personne qui avait la garde de l'enfant.

Si le décès a lieu en dehors de la présence des parents. L'HAS recommande que ce soit le médecin du SAMU qui appelle les parents, en se présentant et en expliquant qu'il intervient auprès de leur enfant actuellement dans un état grave. Afin d'éviter tout passage à l'acte et/ou accident de trajet, il est recommandé de ne pas annoncer le décès par téléphone sauf si le parent pose clairement la question.

Compte tenu de l'aspect médicolégal, l'événement, quelle que soit son issue, donnent lieu à un recueil de donnée relatif aux circonstances et aux lieux. Par la suite, l'enfant sera transféré vers un établissement de soin, de préférence un centre de référence régional.

La prise en charge en cas de mort inattendue du nourrisson de moins de 2 ans a fait l'objet en 2007 de recommandations émanant de la Haute Autorité de santé disponibles sur www.has-sante.fr.

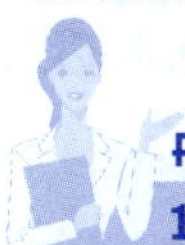

RÔLE INFIRMIER

1. Réalisation des soins

- Déshabiller l'enfant.
- Apprécier la trophicité du corps.
- Rechercher des traces éventuelles de sévices.
- Mesurer le périmètre crânien.
- Relever la température rectale.
- Apprécier l'existence de signes de déshydratation.
- Participer à la ponction lombaire et aux prélèvements virologiques et bactériologiques.
- Rhabiller l'enfant.

2. Soutien des parents

- Évoquer l'enfant en le prénommant.
- Respecter la douleur morale et son expression.
- Ne pas conforter les parents dans l'idée d'une éventuelle négligence de leur part dans la surveillance ou les soins.
- Ne pas chercher à rassurer, à consoler, à minimiser les événements des dernières heures.
- Proposer de voir l'enfant, de le prendre dans les bras, d'avoir un moment privilégié avec lui.
- Leur assurer que son corps sera traité avec respect et dignité.
- Proposer les coordonnées, voire la visite d'un psychologue.
- Au moment de leur départ, s'inquiéter de leur retour à domicile : avec qui (amis, famille...) et comment (taxi...).
- Réaliser une photo pour les parents qui sera à leur disposition dans le dossier de l'enfant.

3. Recueil de données

L'infirmière, en fonction de son lieu d'exercice, peut participer au recueil de données :

- le lieu de garde de l'enfant ;
- l'heure à laquelle les parents, ou la personne qui gardait l'enfant, ont vu l'enfant vivant pour la dernière fois ;
- la position ;
- la présence de vomissements, l'heure du dernier biberon, l'alimentation habituelle, la notion de reflux gastro-œsophagien et dans ce cas l'observance des mesures hygiénodiététiques ;
- les derniers poids et tailles pour évaluer la courbe de croissance ;
- les pathologies éventuelles des jours précédents ;
- les antécédents de mort subite du nourrisson, familiaux ou dans la fratrie (anomalie héréditaire) ;
- les antécédents personnels.

DIAGNOSTICS INFIRMIERS PRÉVALENTS

- Risque de syndrome de mort subite du nourrisson
- Risque de suffocation

Notes

SAVOIRS PROCÉDURAUX : FICHES REPÈRES DE SOINS

3

Partie

Besoins et ration alimentaires

Fiche 1

1. Définition

La satisfaction des besoins alimentaires d'un nourrisson a une importance toute particulière pour les raisons suivantes :

– d'abord une croissance très rapide, la plus rapide de toute l'enfance. Un nourrisson grossit en moyenne de 25 à 30 g par jour pendant les 2 premiers mois de sa vie. Il va grandir de 25 cm en 1 an, c'est-à-dire 2 fois plus vite qu'à la période de sa croissance pubertaire ;

– le cerveau grossit de 2 g par jour. Pour assurer cette croissance, il faut que le nouveau-né consomme du galactose (constitutif du lactose, sucre du lait de tous les mammifères) et des acides gras essentiels tels l'acide linoléique qui jouent un rôle particulier dans les structures nerveuses ;

– l'immaturité de certaines fonctions digestives et métaboliques nécessite une alimentation adaptée. Le développement des fonctions rénales n'est pas achevé, la capacité d'excréter les minéraux (sodium, potassium) et l'urée (déchet de la non-utilisation des protéines) est limitée ;

– peu des réserves : toutes les substances nécessaires à l'accroissement de la masse corporelle sont exogènes.

2. Calcul de la ration alimentaire journalière

De la naissance à 15 jours, les rations alimentaires sont augmentées progressivement chaque jour.

Le rythme des repas est souple : en moyenne toutes les 3/4 heures.

Jusqu'à l'âge de 1 an, le calcul de la ration alimentaire des 24 heures grâce à la **règle d'Appert** : (Poids de l'enfant en grammes/100) + 250 mL.

Ce calcul est un repère. Il ne peut s'imposer aux besoins exprimés de l'enfant.

3. Nombre de repas

Il est fonction de l'âge de l'enfant. C'est celui-ci qui va déterminer son rythme propre.

En moyenne, le rythme des repas est le suivant :

– de la naissance à 2 mois, le nourrisson prend 6 à 7 repas par jour toutes les 3/4 heures ;

– au cours du 3e mois, l'enfant passe à 5 repas, souvent spontanément.

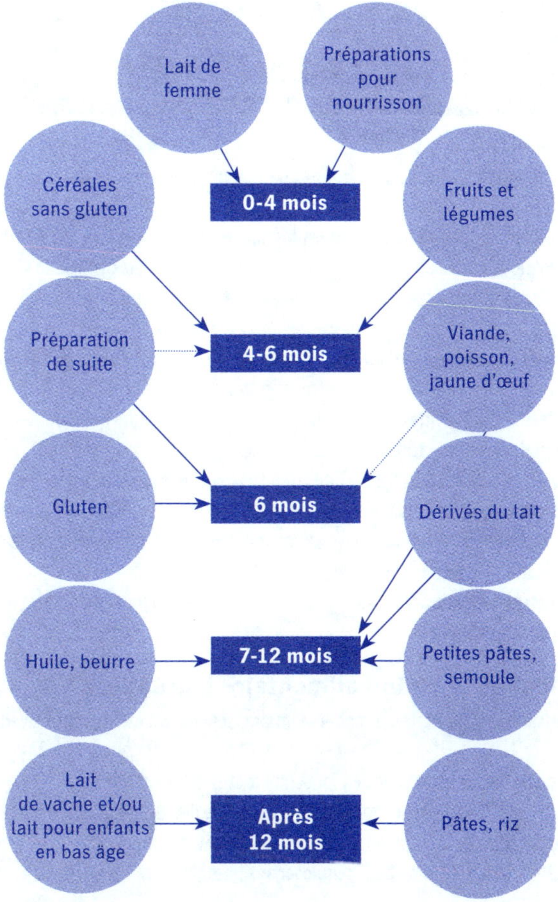

Figure : Schéma d'introduction des aliments au cours de la première année

Ne pas oublier de proposer de l'eau en plus du lait chaque fois que l'enfant paraît avoir soif.

Les flèches en traits pleins correspondent à des recommandations importantes.

La flèche en traits discontinus ne correspond pas à une obligation pour l'âge donné.

Ce qui est acquis à un certain âge le reste aux âges ultérieurs.

4. Diversification alimentaire

C'est une étape éducative qui débute à partir de la fin du 3ᵉ mois. Débutée trop tôt, elle expose aux risques d'obésité, d'atteinte rénale, d'allergies et/ou de carences. L'important de la diversification alimentaire n'est pas tant l'âge minimum auquel les aliments sont introduits : si la diversification est débutée plus tardivement, l'ordre dans lequel les aliments sont proposés à l'enfant doit rester le même.

Âges	Nombres repas	Étapes
De 0 à 4 mois	6 puis 5 repas	Période d'alimentation lactée exclusive : le lait maternel, ou à défaut le lait 1ᵉʳ âge, comme seul aliment de l'enfant
De 4 à 5 mois	5 puis 4 repas	Période d'alimentation semi-diversifiée : à l'âge de 4 mois, l'enfant passe au lait 2ᵉ âge, l'alimentation lactée reste prépondérante, mais on peut introduire : – des légumes cuits (homogénéisés ou mixés) – des fruits cuits (homogénéisés ou mixés) – des farines (diastasées, sans gluten)
À 6 mois	4 repas	Période d'alimentation diversifiée : – 2 repas diversifiés (midi et soir) et 2 repas lactés (matin et goûter) – 0,5 L indispensable de lait par jour (de préférence du lait 2ᵉ âge) – dès 6 mois, de la viande, du poisson, et progressivement de tous les autres aliments

Fiche 2

Soin de cordon

1. Définition

Le cordon ombilical est composé d'un tissu conjonctif : la gelée de Wharton. Il présente une structure torsadée et renferme 2 artères et une veine. Ces abords vasculaires peuvent être perfusés dans les heures qui suivent la naissance. Le cordon ombilical n'est pas innervé, mais son point d'insertion l'est.

Après l'accouchement, le cordon sectionné est physiologiquement colonisé par la flore saprophyte. Mais compte tenu de sa localisation, il peut aussi l'être par des germes pathogènes. Si les germes ne peuvent se développer sur la gelée de Wharton, le sang et les débris cellulaires restent source d'infection.

Bien que les omphalites aient quasiment disparu des pays développés, les soins de cordon restent indispensables. Les protocoles de soins varient d'un établissement à l'autre. Il n'y a pas à l'heure actuelle de résultats scientifiques probants permettant de s'orienter vers une recommandation précise. La Société française d'hygiène hospitalière recommande donc une association détersion-antiseptie sans utilisation de polyvidone iodée ni d'alcool éthylique.

2. Matériel

- Eau.
- Savon.
- Antiseptique (si inclut au protocole).
- Compresses non-stériles.

3. Méthode

Le soin de cordon s'effectue systématiquement après la toilette et plus s'il est souillé. Il requiert une surveillance à chaque change. Deux soins par jour sont généralement conseillés.

Il existe différentes méthodes :

- laisser le cordon à l'air ;
- l'entourer d'une compresse sèche ;
- utiliser un filet de maintien (de moins en moins pratiqué).

L'essentiel à retenir est que ce soin est un soin propre pour lequel il convient de respecter les précautions standards d'hygiène.

RÔLE INFIRMIER

Hormis la réalisation de ce soin, le rôle infirmier est essentiellement éducatif : accompagner les parents dans ce soin quotidien.
Il convient de les sensibiliser aux règles d'hygiène.
Il est parfois nécessaire de les rassurer quant à l'absence de douleur générée par ce soin. Si l'enfant manifeste un inconfort ou une douleur, il convient d'observer la base de l'ombilic et/ou l'installation du nouveau-né. La douleur peut être aussi générée par la position allongée, l'inconfort peut être lié au froid, le mécontentement peut être lié à la sortie du bain...

Désobstruction rhinopharyngée (DRP)

Fiche 3

1. Définition

L'objectif de la DRP est de fluidifier et d'évacuer les sécrétions nasales. Ce soin est couramment pratiqué et trop souvent banalisé. C'est un soin désagréable, voire douloureux, et très stressant pour l'enfant. Il convient donc de ne pas le systématiser. L'indication d'une DRP est l'encombrement nasal manifeste sans détresse respiratoire.

2. Matériel

- Pipettes de sérum physiologique.
- Compresses non stériles ou mouchoirs.

3. Méthode

- Installer l'enfant en position latérale.
- Placer un linge sous sa tête.
- Instiller de façon continue le contenu d'une pipette de sérum physiologique dans la narine supérieure. Le liquide doit être excrété par la narine inférieure.
- Installer l'enfant de l'autre coté et procéder au même geste

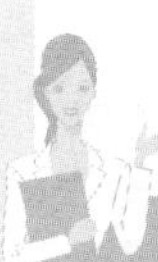

RÔLE INFIRMIER

Ce soin est un soin du rôle propre de l'infirmière. Il convient donc d'évaluer la situation et de repérer l'indication d'une DRP. Compte tenu de l'inconfort généré par ce soin, l'infirmière doit évaluer et prévenir la douleur.
Du fait de son rôle éducatif, l'infirmière accompagne les parents dans la réalisation de ce soin.

Aspiration nasale

Fiche 4

1. Définition

L'aspiration nasale est un geste invasif qui permet l'évacuation des sécrétions présentes dans les voies aériennes supérieures à l'aide d'une sonde reliée à un système d'aspiration. Ce soin ne doit pas être systématique, il nécessite une évaluation de l'encombrement de l'enfant. Le geste peut être traumatique pour les muqueuses générant douleurs et épistaxis. Ce soin nécessite donc la mise en œuvre de moyens de prévention de la douleur.

2. Matériel

L'aspiration nasale requiert une sonde d'aspiration adaptée à la taille de l'enfant et un circuit d'aspiration (pince dite « stop vide », tuyaux, réceptacle, prise de vide murale ou aspirateur de mucosités portables). Il nécessite du sérum physiologique pour humidifier la sonde et les muqueuses.

3. Méthode

L'enfant est installé en décubitus dorsal, si possible en légère proclive pour prévenir le risque d'inhalation. La sonde est humidifiée. Du sérum physiologique est instillé doucement et de façon continue dans les voies aériennes supérieures. La sonde est introduite sans aspirer dans la narine, vers le haut puis en arrière. L'aspiration est réalisée et maintenue en retirant progressivement la sonde. Le geste ne doit pas être répété par des allers-retours : si la 1re aspiration n'est pas suffisante, il convient de laisser un temps de récupération à l'enfant, puis de reprendre le soin depuis le début. La pression d'aspiration doit être adaptée à l'âge de l'enfant. Dans tous les cas, elle ne doit pas dépasser 600 mmbar (mbar). En cas de difficultés, il convient de ne pas forcer l'introduction de la sonde. Hormis dans le cadre de l'urgence, le soin doit être arrêté en cas de saignements

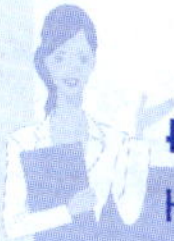

RÔLE INFIRMIER

Hormis la réalisation du geste, le rôle infirmier est de créer les conditions favorables à l'acceptation du soin par l'enfant et ses parents. Il est nécessaire de leur en expliquer l'intérêt et le déroulé puis de leur montrer le matériel, en précisant que la sonde est souple et que seule une longueur adaptée à la taille de l'enfant sera introduite.
L'IDE peut faire sentir à l'enfant et à ses parents la force d'aspiration sur le dessus de leur main. Comme pour tout geste invasif et redouté, le soin peut être au préalable démontré sur une peluche ou une poupée. Le soin accepté ne doit pas laisser de souvenir douloureux et pénible. Il est donc nécessaire d'évaluer et de prévenir la douleur par les moyens les plus adaptés à la situation et à l'âge de l'enfant.

Photothérapie

Fiche 5

1. Définition

Il s'agit d'un traitement de l'ictère néonatal : 30 % des nouveau-nés à terme et 60 % à 75 % des nouveau-nés prématurés.

2. Principe

Il s'agit de réduire l'hyperbilirubinémie par l'exposition de la peau à des longueurs d'onde spécifiques. L'installation sous photothérapie est un soin sur prescription médicale. En fonction de la bilirubinémie, l'exposition peut être continue ou discontinue.

3. Matériel

Il comprend des rampes convexes du type rampes 6/2 et 4/4 qui associent lumière blanche et lumière bleue, utilisées en association ou séparément sur prescription médicale :

– **lumière blanche :** radiations aux longueurs d'ondes dispersées sur toute l'étendue du spectre visible ;

– **lumière bleue :** plus active sur la dégradation de la bilirubine car elle délivre une lumière dans un spectre plus étroit.

Spot Ohmeda® : lampe halogène de photothérapie qui délivre une lumière dont l'irradiance est maximale au centre (point de mesure) et très diminuée en périphérie.

Autres appareils : la lampe Dräger Photo-Therapy 4000® ; le tunnel de Médipréma®.

L'efficacité de la photothérapie est influencée par :

– l'éclairement énergétique, l'irradiance est mesurée en mW/cm^2, le taux recommandé varie de 1 à 2 mW/cm^2 ;

– la distance entre la peau irradiée et la lampe : 35 à 40 cm ;

– la surface exposée.

4. Effets secondaires de la photothérapie

– Cutanés : à type d'éruption transitoire.

– Digestifs : accélération du transit.

– Majoration des pertes hydriques.

– Variations de la température cutanée.

– Oculaires : destruction des cônes et des bâtonnets de la rétine par excès de lumière.

- Interférences avec l'horloge biologique du nouveau-né.
- Altération de la relation familiale mère-enfant ou père-enfant.

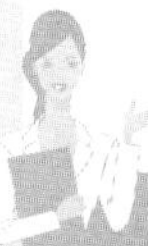

RÔLE INFIRMIER

L'installation sous une lampe de photothérapie peut être inconfortable pour l'enfant du fait de la nudité qu'elle requiert. Elle peut aussi être source d'inquiétude pour les parents. L'infirmière a donc surtout un rôle préventif et éducatif.

- En fonction de la prescription médicale, vérifier l'appareil utilisé :
  - le type de matériel (lampe, tunnel...) ;
  - le temps d'utilisation des lampes ;
  - le temps d'exposition.
- Installation du nouveau-né :
  - installer l'enfant sur le tapis de change et mesurer sa température ;
  - déshabiller complètement l'enfant et réaliser une toilette du siège ;
  - protéger les yeux avec des lunettes de photothérapie ;
  - installer le nouveau-né nu (sans couche si possible) ;
  - positionner la lampe au-dessus du lit ou de l'incubateur, en respectant la distance recommandée entre l'enfant et la source lumineuse ;
  - changer le nouveau-né de position à chaque change et/ou nouvelle séance.
- Surveillance du nouveau-né :
  - contrôler la température de l'enfant toutes les 3 heures ;
  - vérifier l'absence d'érythème ;
  - surveiller l'hydratation du nouveau-né (pli cutané, sécheresse buccale) ;
  - surveiller la coloration des urines qui doivent être plus foncées ;
  - surveiller le transit intestinal ;
  - surveiller les signes neurologiques en faveur d'un ictère nucléaire ;
  - au change, réaliser des soins des yeux au sérum physiologique ;
  - mesurer le poids 1 fois par jour.

Installation dans l'incubateur

1. Fonctionnement d'un incubateur

L'incubateur comprend un habitacle en plexiglas transparent et amovible et une base comprenant un affichage des paramètres de l'appareil. L'habitacle est composé d'un sommier inclinable, sur rails et d'un matelas amovible en mousse, à air ou à eau.

Le réchauffement est assuré par un flux d'air rotatif. L'air ambiant est filtré, réchauffé puis humidifié avant de passer dans l'habitacle. La plupart des incubateurs sont à double paroi : l'air chaud n'est jamais en contact direct avec l'enfant.

Les incubateurs sont équipés d'une sonde thermique qui, apposée sur la peau de l'enfant, permet l'affichage de sa température. Le dispositif peut être programmé afin d'adapter la température de l'air en fonction de celle souhaitée chez l'enfant. Ce système permet de pallier la déperdition de chaleur liée à l'ouverture des hublots ou, à l'inverse, les hyperthermies liées, par exemple, à une photothérapie.

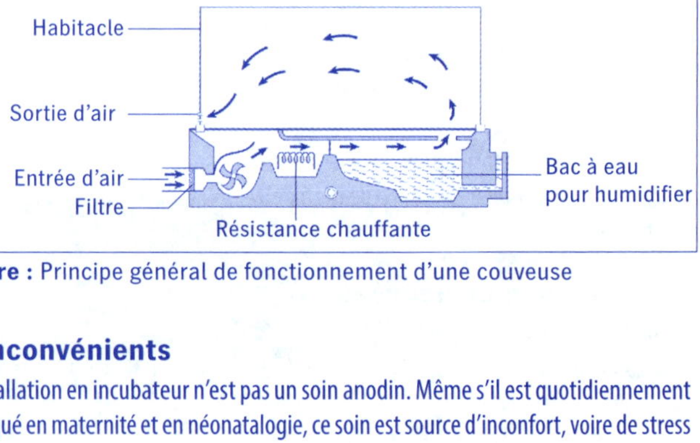

Figure : Principe général de fonctionnement d'une couveuse

2. Inconvénients

L'installation en incubateur n'est pas un soin anodin. Même s'il est quotidiennement pratiqué en maternité et en néonatalogie, ce soin est source d'inconfort, voire de stress pour le nouveau-né. Du fait de sa configuration et de ses composants, l'incubateur est source de nuisances sonores : le moteur tourne en permanence, l'habitacle fait cage de résonance. Les bruits extérieurs sont ainsi déformés et amplifiés.

L'incubateur est également un milieu propice au développement des germes. C'est pourquoi il convient de respecter certaines règles d'hygiène spécifiques.

3. Précautions d'hygiène

3.1. Hygiène des mains

– Procéder à un lavage antiseptique des mains et des avant-bras, **avant chaque ouverture de l'incubateur** et/ou chaque soin. Si les soins sont septiques, procéder à un nouveau lavage avant de faire d'autres soins.

– Ouvrir les hublots avec les coudes.

3.2. Hygiène des circuits de l'incubateur

De façon générale :

– les hublots situés du côté de la tête de l'enfant sont réservés à l'entrée du matériel propre ;

– les hublots situés du côté des pieds de l'enfant sont réservés à la sortie du matériel sale.

Ne pas utiliser d'épingle à nourrice, source de perforations des matelas, elles-mêmes sources de contamination.

3.3. Entretien journalier

Il est effectué par la personne qualifiée, responsable de l'enfant.

Il est réalisé le plus souvent après la toilette de l'enfant.

Il s'effectue avec un détergent à pH neutre.

3.4. Désinfection de l'incubateur

Elle s'effectue à la sortie de chaque enfant de l'incubateur ou plus souvent en cas d'hospitalisation prolongée (selon protocole).

L'enfant est changé d'incubateur.

L'incubateur à désinfecter est sorti de la chambre, démonté et désinfecté en salle d'entretien.

4. Installation du nouveau-né

Avant l'arrivée de l'enfant :

– préparer et chauffer l'incubateur autour de 33-34 °C, voir 37 °C s'il est destiné à accueillir un enfant prématuré ;

– contrôler le remplissage du bac à eau ;

– déterminer l'hygrométrie (entre 60 et 80 %) ;

– vérifier et tester les alarmes ;

– préparer de quoi installer l'enfant dans une position confortable et physiologique.

Installation du nouveau-né :

– au départ en décubitus dorsal pour favoriser la surveillance et les soins ;

– dans un cocon afin de le sécuriser en recréant des repères qu'il avait *in utero* ;
– disposer une couche roulée en « billot » sous les épaules pour dégager les voies respiratoires et favoriser la ventilation ;
– la hanche doit être dans l'axe (tête fémorale recouverte par le cotyle de l'os iliaque), les bras le long du corps avec possibilité de mouvements volontaires ;
– utiliser en cas de besoin des matelas à eau, notamment sous la tête des nouveau-nés présentant des modelages crâniens à type de céphalhématome.

RÔLE INFIRMIER

1. Concernant l'incubateur

L'infirmière est responsable de la vérification et de l'utilisation de l'incubateur. Elle doit donc en connaître le fonctionnement et être capable d'en repérer les anomalies. Elle doit en assurer l'entretien quotidien, vérifier le niveau d'eau nécessaire à l'humidification et, surtout, contrôler les alarmes. Si une sonde thermique est utilisée, elle doit s'assurer du positionnement de celle-ci au niveau de l'enfant.

2. Concernant le nouveau-né

L'infirmière doit veiller à son installation, donc à son confort. L'enfant prématuré, immature sur tous les plans, doit impérativement être installé afin de prévenir les rotations externes des différentes articulations. Il en est de même pour l'enfant à terme mais sédaté.

Elle doit également mesurer les paramètres vitaux, notamment, ici, la température, et ce, même (et surtout) si une sonde thermique est utilisée.

La prévention des nuisances visuelles et sonores fait partie intégrante du travail infirmier auprès des nouveau-nés hospitalisés. L'environnement hospitalier est bruyant et source de surstimulation auditive. Il convient donc de respecter le calme (et non le silence) nécessaire au développement de l'enfant.

Par sa structure, l'incubateur isole l'enfant des germes, du froid mais aussi de ses parents. L'infirmière doit mettre en œuvre les compétences nécessaires à leur accompagnement. Le contact doit être favorisé sans être forcé. L'infirmière doit d'abord expliquer aux parents l'environnement et les règles d'hygiène nécessaires.

Elle leur proposera ensuite de toucher leur enfant au sein de l'incubateur. Les parents doivent être sensibilisés aux nuisances sonores, le réflexe étant bien souvent de tapoter le dessus de l'habitacle pour attirer l'attention du nouveau-né. Bien entendu, en fonction de l'état de santé de l'enfant, celui-ci peut être sorti de l'incubateur et installé dans les bras de ses parents, si possible en peau à peau avec la mère. Au total, il faut retenir qu'une installation inadaptée en incubateur peut entraîner des conséquences motrices et comportementales plus ou moins long terme.

Utilisation des solutions sucrées à visée antalgique

Fiche 7

1. Principe

Chez le nouveau-né de moins de 4 mois, la succion associée à l'administration d'une solution sucrée provoque une sécrétion d'endorphines. De ce phénomène résulte une analgésie transitoire suffisante à la réalisation de soins habituellement douloureux ou inconfortables.

La quantité de solution à administrer varie selon le poids : 0,2 mL/kg en moyenne, au maximum 0,5 mL. L'administration peut être renouvelée au cours du soin et/ou pour les soins suivants.

2. Précaution et contre-indications

À noter que l'utilisation d'une solution sucrée seule ne suffit pas. Il convient également de créer un environnement propice à la détente et à l'assoupissement de l'enfant. D'autres moyens antalgiques peuvent être associés (crème Emla®, par exemple, *voir fiche 8*).

Les contre-indications sont peu nombreuses et concernent les enfants présentant des troubles de la déglutition ou des atteintes digestives (malformations, entérocolites...).

Différentes études ont prouvé que cette méthode ne modifie pas les glycémies. Elle peut (et doit) donc être utilisée avant les hémoglucotests.

3. Matériel

- 1 seringue de 1 ou de 2 mL.
- 1 solution sucrée : G 30 % ou saccharose.
- 1 tétine.

4. Méthode

- Créer un environnement à la fois propice et adapté au soin (luminosité, niveau sonore, présence des parents...).
- Installer l'enfant confortablement, comme pour l'endormir.
- Faire téter l'enfant.
- Déposer la solution sucrée goutte par goutte sur la pointe de la langue.
- Attendre 2 minutes.
- Réaliser le soin pendant que l'enfant continue de téter.

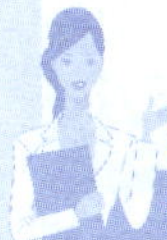

RÔLE INFIRMIER

Hormis la réalisation du soin, l'infirmière doit expliquer aux parents l'objectif et le principe de cette méthode. Dans la mesure du possible, elle peut les faire participer : tenir la tétine, donner leur petit doigt à téter, prendre l'enfant dans les bras...

Par son rôle d'encadrement, l'infirmière se doit de sensibiliser ses collègues à l'utilisation de cette méthode simple et efficace.

En l'absence des parents, un maximum de confort est obtenu lorsque le soin est réalisé à 2 : 1 soignant qui s'occupe de l'enfant, 1 soignant qui réalise le soin.

Anesthésie de surface : crème Emla®

Fiche 8

1. Principe

La crème Emla® (Eutectic Mixture of Local Anaesthetics) prévient la douleur liée aux effractions cutanées.

2. Action

La crème Emla®, composée de lidocaïne et de prilocaïne, est un anesthésique de la peau et des tissus sous-cutanés. Elle entraîne une anesthésie cutanée de 3 mm (1 heure de pose) à 5 mm (2 heures de pose).
La seule utilisation de la crème Emla® peut ne pas être suffisante. Elle doit alors être associée à d'autres moyens antalgiques.

3. Indications

Chez tout patient, du nouveau-né à l'âge adulte :
– en cas de ponctions veineuses, artérielles, lombaires, poses de cathéters veineux, ponction de fistules artérioveineuses, chirurgie dermatologique ;
– en cas de gestes plus profonds : biopsie ostéomédullaire, biopsie rénale percutanée, drainage pleural. Elle doit alors être associée à d'autres moyens antalgiques.

4. Contre-indications

– Urgence vitale ne permettant pas d'attendre pour réaliser le geste invasif (les solutions sucrées sont plus adaptées dans ce cas).
– Allergie aux anesthésiques locaux.
– Méthémoglobinémie.
– Traitement par sulfamides chez l'enfant de moins de 3 mois.
– Porphyrie.

5. Substances

La crème Emla® se présente en tube de 5 g (250 mg de lidocaïne et 250 mg de prilocaïne) ou en patch de 1 g.
Elle est appliquée en couche épaisse puis recouverte d'un pansement occlusif plastifié (fourni avec la crème) ou tout autre moyen permettant de maintenir la crème en place. Attention à l'utilisation des adhésifs dont l'ablation peut s'avérer plus douloureuse

que l'effraction ! L'Emla® peut être placée sous un doigtier recouvert de film étirable, par exemple.
Le temps de pose varie selon l'âge, la zone du corps concerné et le type de soins pratiqué.

Âge	Dose sur site	Dose maximale	Temps d'application	Durée efficacité
Prématuré	0,5 g	0,5 g/24 h	1 h	1 à 2 h
NN moins de 3 mois	0,5 à 1 g	1 g/12 h		
3 mois à 1 an		2 g	1h30 à 4 h	
1 à 6 ans	1 à 2 g	10 g		
6 à 12 ans	2 g	20 g		
12 ans et +	2 à 3 g	50 g		

Pédiadol, « Protocole d'utilisation de la crème anesthésiante », juillet 2013.

6. Pose de la crème

- S'informer de l'absence d'allergie aux anesthésiques locaux.
- Déposer la pommade, 1 heure avant le soin, sur le site de prélèvement.
- En l'absence de patch, déposer une épaisseur de crème d'environ 3 mm puis la recouvrir d'un pansement adhésif occlusif.
- Respecter le temps de pose.
- Installer confortablement l'enfant.
- Retirer le surplus de crème à l'aide d'une compresse et procéder à la désinfection de la peau comme pour tout prélèvement.

7. Particularités

En cas de ponction veineuse, prévoir 2 sites d'anesthésie locale au cas où un des prélèvements veineux serait impossible.
Si le soin est réalisé en dehors d'une hospitalisation, confier aux parents le soin d'appliquer la crème Emla® ; leur expliquer comment l'utiliser, s'assurer qu'ils ont bien compris le déroulement, leur donner la procédure écrite, la crème et le pansement occlusif.

RÔLE INFIRMIER

Mal accompagné, un geste invasif est non seulement douloureux, mais aussi à l'origine de peur et méfiance à l'égard du personnel soignant. L'application de la crème Emla® doit donc être considérée comme un geste essentiel et en faire un soin systématique avant ponction.

La crème Emla® ne suffit pas en l'absence d'un environnement et d'une approche de l'enfant adaptés. Elle peut être associée à d'autres moyens antalgiques : solutions sucrées (*voir fiche 7*), MEOPA (*voir fiche 9*)...

Utilisation du MEOPA

Fiche 9

1. Définition

MEOPA signifie « mélange équimolaire oxygène protoxyde d'azote ». C'est donc un mélange gazeux anesthésiant, contenant 50 % d'oxygène et 50 % de protoxyde d'azote. Le gaz est délivré dans une bouteille de ce mélange prêt à l'emploi (Entonox®). **Ce soin ne peut être réalisé que sur prescription médicale** et par des professionnels formés à son utilisation.

2. Indications

Tout soin douloureux dont l'intensité ne requiert pas une anesthésie et dont la durée n'excède pas 45 minutes.

3. Matériel

- 1 salle spécifique.
- 1 ventilation manuelle (3 L).
- 1 valve expiratoire antiretour sur laquelle on peut ajouter un sifflet procurant à l'enfant un retour auditif et ludique à chaque expiration.
- 1 jeu de 3 masques de tailles différentes.
- 1 aspiration.
- Le matériel d'oxygénothérapie.
- Le matériel spécifique au soin.
- Plusieurs échantillons de parfum.

4. Méthode

4.1. Avant le soin

- Présenter le matériel à l'enfant et aux parents si ces derniers souhaitent assister aux soins.
- Laisser le temps à l'enfant de se familiariser avec le masque et le ballon.
- Dédramatiser les craintes liées au masque et ne pas hésiter à se l'appliquer soi-même sur le visage.
- Proposer à l'enfant de choisir un parfum.
- Humidifier le masque avec le parfum.

– Proposer toujours à l'enfant de s'autoadministrer le masque. En aucun cas, ne l'appliquer de force.

4.2. Pendant le soin

– Faire inhaler le mélange gazeux pendant 3 minutes en continu, avec une respiration régulière, avant de pratiquer le soin ou l'examen. En cas d'interruption, recommencer.
– Garder en permanence le contact verbal avec l'enfant. Si possible faire participer les parents.

RÔLE INFIRMIER

L'infirmière formée à l'utilisation du MEOPA est responsable à la fois du matériel et du déroulé du soin.
Elle doit s'assurer du fonctionnement optimal des dispositifs médicaux (bouteille, raccords, masque...) et de leur entretien.
Elle a un rôle préventif et éducatif au niveau de l'enfant et de ses parents. Elle met en œuvre des compétences relationnelles et techniques pendant le déroulement du soin.

Prélèvement capillaire

Fiche 10

1. Principe

Ce soin consiste en un prélèvement de sang veineux capillaire. Cette méthode est fréquemment pratiquée auprès des nouveau-nés. Elle l'est quotidiennement auprès des enfants diabétiques.

Le dépistage néonatal systématique au 3e jour d'alimentation par le test de Guthrie doit être réalisé à partir de sang capillaire. D'où la prévalence de ce soin en maternité. En néonatalogie, les bilans sanguins peuvent être effectués par microméthode. Les tubes de prélèvement sont adaptés au volume circulant des nouveau-nés (80 mL/kg). Ainsi, par exemple, seul 0,5 mL de sang est nécessaire à la réalisation d'une numération formule sanguine.

Comme tout soin courant, il convient de ne pas banaliser ce soin qui peut s'avérer extrêmement douloureux et stressant pour le nouveau-né. D'où la nécessité absolue de prévenir la douleur (solutions sucrées, approche, environnement...).

Chez l'enfant, le site de prélèvement est le même que chez l'adulte : bords externes de la pulpe des doigts (sauf pouce et index). Chez le nouveau-né, on privilégie le prélèvement au talon. Il convient alors de respecter les sites de ponctions représentés sur la figure suivante.

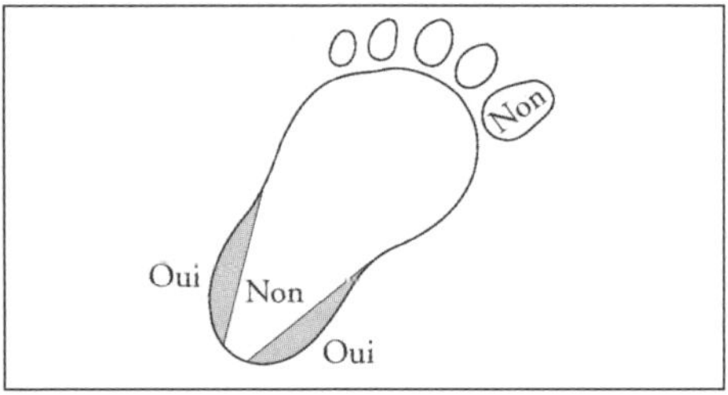

Figure : Sites de ponctions

2. Matériel

- Solution sucrées et/ou Emla®.
- Lancettes-embases, autopiqueur rétractable ou stylo autopiqueur.
- Pommade stérile du type Hémolab® permettant le recueil de sang.

- Plateau.
- Solution hydroalcoolique.
- Compresses non stériles.
- Eau, savon, antiseptique.
- Gants à usage unique non stériles.
- Protection de lit.
- Étiquettes du patient.
- Collecteur DASRI.
- Tubes de prélèvement, lecteur de glycémie, test de Guthrie....
- Feuilles de laboratoire (s'il y a lieu).
- Prescription médicale.
- Compresses (stériles pour le nouveau-né).
- Protection de lit.

3. Méthode

- Installer confortablement l'enfant.
- Administrer l'antalgique.
- Favoriser la dilatation capillaire en réchauffant le point de ponction.
- Nettoyer puis désinfecter le lieu de ponction.
- Retirer la microlance.
- Étaler la pommade stérile à l'aide du manche de la microlance.
- Exercer une légère pression en amont du point de ponction.
- Réaliser le prélèvement.
- Désinfecter le point de ponction.
- Placer un pansement stérile en entourant le point de ponction d'une compresse.
- Éviter le pansement adhésif qui est douloureux au retrait.

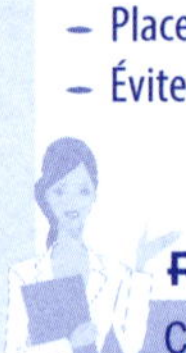

RÔLE INFIRMIER

Comme pour tout soin invasif, l'infirmière est garante de l'évaluation et de la prévention de la douleur. Elle met en œuvre ses compétences relationnelles dans l'approche de l'enfant et de ses parents auxquels elle explique le soin et dont elle favorise la participation.

Prélèvement veineux périphérique

Fiche 11

1. Principe

Le prélèvement veineux périphérique est couramment dénommé bilan sanguin ou prise de sang. C'est un soin invasif, souvent douloureux, redouté des enfants et des parents. Contrairement au prélèvement chez l'adulte, le bilan sanguin de l'enfant peut être réalisé à partir de n'importe quelle veine. Les membres supérieurs sont toutefois privilégiés en 1re intention.

Il existe plusieurs techniques de prélèvement : par microperfuseur ou par système Vacutainer®. Les prélèvements « à l'aiguille » sont à proscrire compte tenu du risque d'accident d'exposition au sang.

2. Matériel

2.1. Microperfuseur épicrânien

Il est utilisé chez le nourrisson et le petit enfant.

Les lieux d'abord sont au choix :

- les veines superficielles du crâne ;
- les veines de la main ;
- les veines superficielles du pied.

En fonction de la veine à ponctionner, on utilise :

- 1 microperfuseur épicrânien orange, de calibre 0,5 ;
- 1 microperfuseur épicrânien noir, de calibre 0,7.

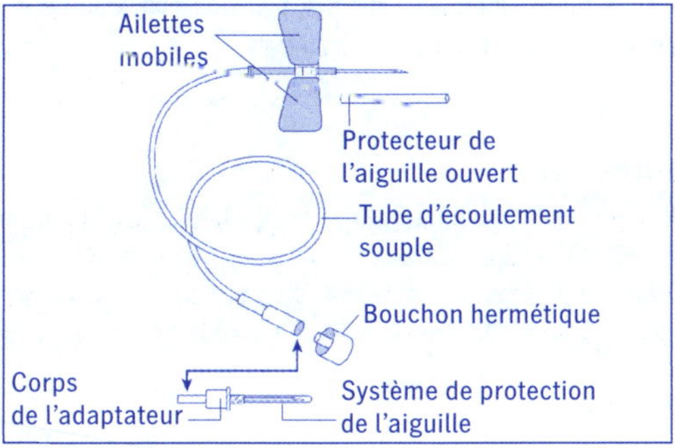

Figure 1 : Aiguille à ailettes

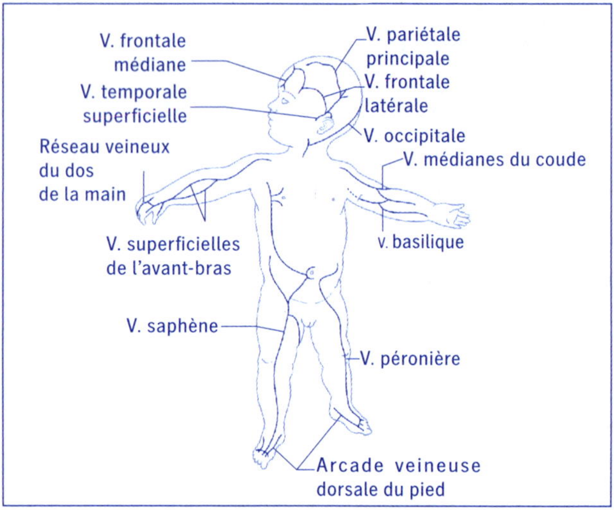

Figure 2 : Abords veineux superficiels habituels

Un système de raccordement du type Luer-Lock™ s'adapte d'un côté à l'embout du tube d'écoulement du microperfuseur épicrânien et se visse de l'autre sur le corps d'un Vacutainer®.

2.2. Système Vacutainer®

2.2.1. Principe

Ce système est utilisé pour des veines d'enfants plus grands :

- soit aux veines du pli du coude ;
- soit aux veines de l'avant-bras.

Peu utilisée en pédiatrie en raison de la rigidité du système et de sa fixation.

Éviter tout phénomène douloureux en appliquant de la crème Emla® selon le protocole du service.

2.2.2. Inconvénients

En utilisant des microperfuseurs épicrâniens de petit calibre (0,5) et un corps de Vacutainer® :

- le retour du sang veineux est difficile ;

- le prélèvement est long ;
- l'hémolyse des globules rouges est possible.

2.3. Autre matériel non spécifique

- Antalgique (solutions sucrées et/ou Emla®...).
- Plateau.
- Solution hydroalcoolique.
- Compresses (stériles pour le nouveau-né).
- Eau, savon, antiseptique.
- Gants à usage unique non stériles.
- Protection de lit.
- Garrot adapté à la taille de l'enfant.
- Étiquettes du patient.
- Collecteur DASRI.
- Tubes de prélèvement.
- Feuilles de laboratoire.
- Prescription médicale

3. Méthode

Que ce soit chez l'adulte ou chez l'enfant, la technique reste le même. La différence essentielle réside une fois encore dans l'approche, la communication, la prévention de la douleur et la présence des parents.

Quel que soit l'âge de l'enfant (prématuré, à terme, nourrisson, enfant, adolescent), il convient en 1er lieu d'expliquer le soin, à lui et à ses parents. Ses derniers peuvent être invités à rester. Ils sont le plus souvent d'une grande aide lorsqu'ils sont mis à contribution (faire téter le nouveau-né, encourager leur enfant, le distraire...).

L'enfant plus grand, en âge de parler et de comprendre, doit également être sollicité : vous pouvez lui demander d'appeler « Monsieur Sang », par exemple.

Expliquer le soin signifie adapter le message. Faire la démonstration du soin sur une poupée, une peluche ou un jouet est aussi d'une grande aide. Ne jamais mentir est gage d'une relation de confiance : inutile de dire que cela ne va pas faire mal, personne ne le sait avant la fin du soin. Mais tous les moyens doivent être mis en œuvre pour atteindre cet objectif : moyens antalgiques, environnement...

La pose du garrot peut être également douloureuse (elle est de toute façon inconfortable). Dans la mesure du possible, demander à un collègue de garrotter avec la main (ou 2 doigts). La pression exercée est mieux contrôlée, le contact avec la peau

est moins désagréable. À noter que de plus en plus d'établissement utilise des garrots adaptés en tissus, et non plus en caoutchouc.
La ponction est réalisée comme chez l'adulte.

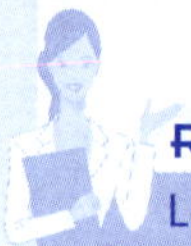

RÔLE INFIRMIER

Le rôle de l'infirmière est avant tout dans la préparation et l'adaptation du soin à l'enfant et à la situation. Si le prélèvement sanguin est redouté par l'enfant et ses parents, il l'est parfois aussi par les soignants (débutants ou non) et, dans la grande majorité des cas, par les étudiants. Or, la compétence et l'acte ne peuvent se limiter à la présence de sang dans le tube. Aucune infirmière, aussi expérimentée soit-elle, ne peut prétendre avoir toujours réussi à prélever les échantillons. Ce qui importe ce sont les moyens mis en œuvre pour y parvenir.
À noter que certaines équipes n'autorisent pas les étudiants infirmiers à ponctionner. Si cet acte ne vous est pas permis, vous pourrez néanmoins développer la compétence 6.

Pose de voie veineuse périphérique

Fiche 12

1. Principe

La pose de voie veineuse périphérique consiste en l'introduction et en la fixation d'un cathéter dans une veine périphérique. C'est un soin invasif et douloureux, redouté des enfants et des parents. N'importe quelle veine du corps humain peut être cathétérisée. Par confort visuel et physique, les membres supérieurs sont souvent privilégiés. Chez le nouveau-né, les veines frontales et pariétales sont souvent utilisées, et ce, bien que ce soit particulièrement impressionnant pour les parents. Il est donc primordial de les en informer avant (si possible) et de leur en expliquer l'intérêt (facilité d'accès, veines visibles, résistantes...).

2. Matériel

Le matériel utilisé est le même que chez l'adulte :

- cathéters courts, avec ou sans ailettes, rétractables ou non ;
- microperfuseur à ailettes.

Le calibre est à choisir en fonction de la taille de l'enfant. En néonatalogie, vous utiliserez essentiellement des cathéters de 24 gauges.

Les microperfuseurs ne permettent pas le retrait de l'aiguille. Ils ne doivent être utilisés que pour des perfusions de courtes durées (injection d'antibiotique, par exemple).

Le reste du matériel est identique à celui utilisé chez l'adulte :

- plateau ;
- solution hydroalcoolique ;
- compresses (stériles pour le nouveau-né) ;
- eau, savon, antiseptique ;
- gants à usage unique stériles ;
- protection de lit ;
- garrot adapté à la taille de l'enfant ;
- collecteur DASRI ;
- système de fixation adhésif transparent ;
- soluté, tubulure, robinet préalablement préparés et montés ;
- prescription médicale.

3. Méthode

Comme pour le prélèvement veineux périphérique, la pose du dispositif est sensiblement la même que chez l'adulte. La différence essentielle se retrouve dans l'approche, la communication, la prévention de la douleur et la présence des parents.

3.1 Favoriser la communication

Quel que soit l'âge de l'enfant (prématuré, à terme, nourrisson, enfant, adolescent), il convient en 1er lieu d'expliquer le soin, à lui et à ses parents. Ces derniers peuvent être invités à rester. Ils sont le plus souvent d'une grande aide lorsqu'ils sont mis à contribution (faire téter le nouveau-né, encourager leur enfant, le distraire, tenir la tubulure...). L'enfant plus grand, en âge de parler et de comprendre, doit également être sollicité : lorsque cela est possible, il peut choisir la veine qu'il préfère, par exemple. Si l'enfant est en âge d'écrire ou de dessiner, poser de préférence le dispositif du côté opposé à sa main dominante. On peut aussi lui demander d'écrire lui-même l'étiquette avec la date de pose du cathéter. Montrer le soin sur une poupée ou une peluche est là aussi un moyen parfaitement adapté à la situation, voire indispensable. Si la vérité sort de la bouche des enfants, elle doit également sortir de celle des soignants : inutile de dire que le soin ne sera pas douloureux.

3.2 Prévenir la douleur

En revanche, la mise en œuvre des moyens de prévention de la douleur est incontournable : solutions sucrées, Emla®.... Ils sont, eux aussi, à expliquer à l'enfant et à ses parents.

La pose du garrot peut être également douloureuse (elle est de toute façon inconfortable). Dans la mesure du possible, demander à un collègue de garrotter avec la main (ou 2 doigts). La pression exercée est mieux contrôlée, le contact avec la peau est moins désagréable. À noter que de plus en plus d'établissement utilise des garrots adaptés en tissus, et non plus en caoutchouc.

3.2 Poser le dispositif correctement

La pose du dispositif est réalisée quasiment comme chez l'adulte. Seul le reflux sanguin diffère : il est nettement moins important chez les enfants, notamment en bas âge. Il est parfois inexistant, surtout en néonatalogie. Seule la pratique permet d'évaluer, de « sentir » si le cathéter est positionné dans la lumière de la veine.

Le dispositif devant rester en place plusieurs jours, la fixation revêt une importance particulière, notamment chez les nourrissons qui vont chercher à le retirer. Les contentions ne devraient plus être utilisées : il existe suffisamment de moyens pour maintenir et cacher une perfusion en place.

RÔLE INFIRMIER

Comme pour le prélèvement sanguin périphérique, le rôle de l'infirmière est avant tout dans la préparation et l'adaptation du soin à l'enfant et à la situation. La pose de cathéter est redoutée par l'enfant et ses parents, il l'est parfois aussi par les soignants (débutants ou non) et, dans la grande majorité des cas, par les étudiants. Or, la compétence et l'acte ne peuvent se limiter à la mise en place du cathéter. Aucune infirmière, aussi expérimentée soit-elle, ne peut prétendre avoir toujours réussi à le faire. Ce qui importe, ce sont les moyens mis en œuvre pour y parvenir.

Il faut savoir que l'inquiétude des parents vient aussi de la présence de l'aiguille. Nombre d'entre eux ignorent que non seulement elle n'est pas introduite jusqu'à la garde, mais qu'en plus elle est retirée au profit d'un tube endoveineux souple. L'enfant pourra donc bouger et être pris dans les bras sans difficultés particulières. Il est important de le leur préciser avant. Leur montrer et leur expliquer le matériel permet souvent de dédramatiser ce soin invasif.

À noter que certaines équipes n'autorisent pas les étudiants infirmiers à perfuser. Si cet acte ne vous est pas permis, vous pourrez néanmoins développer la compétence 6.

Pose de voie veineuse centrale

1. Principe

1.1 Rôle infirmier

Une voie veineuse est dite centrale lorsque l'extrémité distale du dispositif est positionnée à la jonction entre l'une des veines caves et l'oreillette droite. La pose et l'ablation des cathéters centraux sont des actes médicaux. Les injections et prélèvements sanguins peuvent être réalisés par l'infirmière **sur prescription médicale** (comme pour les voies veineuses périphériques), la surveillance du dispositif relève du rôle propre.

1.2 Indications

Ces cathéters sont destinés à un usage prolongé. Les principales indications des voies veineuses centrales en pédiatrie sont la nutrition parentérale de longue durée et la chimiothérapie anticancéreuse. Hormis en néonatalogie ou dans le cadre de l'urgence vitale, ils sont posés au bloc opératoire, sous anesthésie générale.

1.3 Avantages

Le principal avantage est la préservation du capital veineux périphérique : avoir recours à un cathéter veineux central évite les multiples ponctions veineuses et les extravasations de solutés. Les dispositifs utilisés préservent également la qualité de vie, notamment des enfants plus grands (pratiques sportives, loisirs...).

2. Matériel

Les cathéters centraux peuvent être en polyuréthane ou en silicone. Ils sont, dans tous les cas, radio-opaques. Certains sont tunnellisables. Ils peuvent comporter un manchon et/ou plusieurs voies. La plupart peuvent être posés en veineux ou en artériel.

Cathéter veineux ombilical (KTVO)	Comme son nom l'indique, il est posé dans la veine ombilicale et rejoint la veine cave inférieure *via* le canal d'Arantius (ou ductus venosus). Il ne peut rester en place que quelques jours (moins d'1 semaine).
Cathéter épicutanéocave type Jonathan	C'est un dispositif très fin (entre 24 et 27 gauges) utilisé en néonatalogie. Sa pose peut être réalisée dans le service, par un pédiatre, sans anesthésie générale (dans ce cas une autre prise en charge de la douleur doit être mise en place).
Cathéter central de type Broviac®	Ce cathéter est tunnellisé et équipé d'un manchon afin de favoriser la fixation du dispositif au plan sous-cutané. Il est utilisé auprès des nourrissons et des enfants plus grands.

Chambre implantable percutanée (CIP)	Elle est composée d'un boîtier creux, (totalement inséré en sous-cutané) et d'un septum (membrane) permettant la ponction percutanée. Ce dispositif peut être utilisé à partir de l'âge de 2 ans. Une CIP doit être ponctionnée exclusivement avec une aiguille d'Hubert, seul type d'aiguille qui prévient le carottage du septum. La crème Emla® est l'un des moyens les plus utilisés pour prévenir la douleur liée à ce soin.

3. Méthode

Hormis les cathéters ombilicaux, la pose du cathéter central veineux se fait à partir d'une veine périphérique (basilique, céphalique...) ou centrale (jugulaire, sous-clavière...). Le dispositif est ensuite inséré jusqu'à la jonction entre l'oreillette droite et la veine cave (supérieure ou inférieure en fonction du site de ponction).

Chez le nouveau-né et le nourrisson de moins de 5/6 kg, le cathéter peut être inséré à partir de n'importe quelle veine périphérique du membre supérieur, du membre inférieur, du cou ou de la tête. Le médecin choisira le point de ponction en fonction du capital veineux disponible et de la situation.

Pour les enfants plus grands, les veines sous-clavières et jugulaires sont les sites de prédilection. Le cathéter va d'abord être acheminé sous la peau, en regard du site de ponction, afin que son extrémité émerge au niveau de la cage thoracique (et non au niveau de l'épaule ou du cou). La veine fémorale, quant à elle, est plutôt utilisée en situation d'urgence du fait de son calibre et de son éloignement des voies aériennes supérieures (ne gêne pas l'intubation).

Dans tous les cas, la position du cathéter à la jonction entre la veine cave et l'oreillette droite doit être confirmée par un contrôle radiologique.

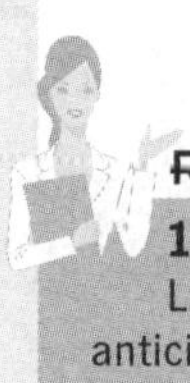

RÔLE INFIRMIER

1. Dans la pose du cathéter

La pose du cathéter central est toujours facilitée lorsqu'elle est anticipée. Auprès d'un enfant qui risque de bénéficier d'un cathéter central, il convient donc de :

- en salle de naissance, laisser une longueur de cordon ombilical suffisante (3 à 5 cm) ;
- dans tous les cas, épargner autant que possible un membre supérieur (de préférence le droit) lors des poses des voies veineuses périphériques.

Bien que la pose du cathéter central soit du rôle du médecin, l'infirmière doit y participer :
- expliquer le déroulé du soin et l'intérêt du dispositif à l'enfant et à ses parents ;
- évaluer et prévenir la douleur ;
- installer confortablement l'enfant (veiller à prévenir l'hypothermie chez le nouveau-né, notamment prématuré) ;
- servir le médecin.

2. Complications

Les principales complications à long terme de l'abord veineux central sont **l'infection et la thrombose**. L'infirmière a donc un rôle prévalent en termes de surveillance et de prévention :
- les perfusions, injections et prélèvements sur cathéter central sont des soins stériles, qui font généralement l'objet d'un protocole de soin ;
- en fonction du dispositif, le protocole peut prévoir l'injection d'héparine à l'issue de la perfusion ;
- l'arrêt d'une perfusion sur une CIP nécessite un rinçage du dispositif en pression positive ;
- quels que soient le site, le type de cathéter et l'âge de l'enfant, il est nécessaire de surveiller le point de ponction et/ou le pansement protégeant le cathéter et/ou l'aspect de l'ombilic ;
- les paramètres vitaux sont à mesurer à chaque surveillance (quotidienne ou pluriquotidienne).

Une autre complication, menaçant le pronostic vital, est la **lésion péricardique de type « tamponnade »** : un cathéter inséré trop bas dans l'oreillette droite peut créer une effraction dans la paroi qu'il heurte à chaque contraction. Le soluté va donc diffuser entre les feuillets du péricarde provoquant ainsi un 3e secteur péricardique. Le cœur comprimé ne peut plus assurer sa fonction. L'arrêt cardiaque est souvent brutal mais certains signes peuvent le précéder, notamment les bradycardies spontanées et/ou au changement de position. Il est donc primordial pour l'infirmière de penser au risque de tamponnade lorsqu'elle s'occupe d'un enfant porteur d'un cathéter veineux central : toute modification hémodynamique doit être prise en compte et signalé au médecin. Le traitement d'urgence de la tamponnade est la péricardiocentèse (ponction péricardique) réalisée par le médecin assisté de l'infirmière. Il est donc important de connaître la conduite à tenir en cas d'incident de ce type (matériel à préparer et conduite à tenir).

L'injection dans les CIP fait partie des actes que les étudiants infirmiers doivent acquérir au cours des 3 années de formation. Un stage dans un service de pédiatrie peut aussi être l'occasion d'apprendre et de pratiquer ce soin.

Pose de sonde gastrique

Fiche 14

1. Principe

Ce soin consiste en l'introduction d'une sonde par voie orale ou nasale afin d'apporter une alimentation entérale ou des traitements et/ou de surveiller les sécrétions gastriques. Ce geste invasif est courant en pédiatrie et plus particulièrement en néonatalogie. Il peut néanmoins s'avérer extrêmement douloureux, d'où l'intérêt de la prévention et de l'évaluation de la douleur.

2. Matériel

Il existe différents types et taille de sondes gastriques. Du matériel utilisé dépend essentiellement la fréquence du changement de sonde.
Les sondes en polyuréthane ou en silicone peuvent rester en place toutes les 4 semaines. Les sondes en polyéthylène sont à changer toutes les semaines. Pour des raisons d'hygiène, le changement de sonde peut être plus fréquent. Il convient donc dans tous les cas de se référer au protocole du service.
La longueur de sonde à introduire est déterminée à partir des repères anatomiques :
– si la sonde est posée par le nez : distance lobe de l'oreille-aile du nez-pointe du sternum ;
– si la sonde est posée par la bouche : distance lobe de l'oreille-bouche-pointe du sternum.
La vérification de la position de la sonde nécessite une seringue dont la taille est adaptée à celle de l'enfant : 2 mL pour les prématurissimes, 5 mL pour les nouveau-nés prématurés et à terme, 10 mL pour les enfants de plus de 3 mois.

3. Méthode

Quels que soient l'âge de l'enfant, la sonde utilisée, la fréquence du geste, il est essentiel de prendre en compte la douleur générée par ce soin, donc de mettre en œuvre des moyens de prévention de la douleur.

3.1. Chez le nouveau-né

La sonde gastrique est posée de préférence par la bouche. L'avantage est de conserver la perméabilité des voies aériennes supérieures et de faciliter la pose grâce au réflexe de succion. En effet, la sonde posée sur la langue du nouveau-né entraîne une succion

réflexe qui facilite le passage du dispositif. Il faut toutefois attendre le réflexe de déglutition, qui n'est pas toujours coordonné, pour descendre la sonde dans l'œsophage.

3.2. Chez l'enfant plus grand

La sonde gastrique est préférentiellement posée par le nez. L'avantage est de laisser la possibilité à l'enfant de boire ou de manger (lorsque cela est possible) et d'éviter qu'il ne morde la sonde. Certains enfants en âge de comprendre et de réaliser des gestes précis sont en mesure de se la poser eux-mêmes.

La vérification de la sonde se fait par l'injection d'air dans la sonde après avoir apposé un stéthoscope (réchauffé) sur le creux épigastrique : un bruit hydroaérique doit impérativement être perçu. Avoir introduit la sonde à la longueur voulue ne suffit pas : le matériel peut s'être enroulé dans l'œsophage ou avoir été introduit dans la trachée.

La fixation de la sonde doit être atraumatique à court, moyen et long terme. Généralement réalisé à partir de sparadrap, le système de maintien est posé sur le philtrum et/ou sur la joue. Afin de préserver la sensibilité du visage il convient de ne jamais poser de sparadrap au-delà de la commissure labiale. En cas de pose répétée la peau doit être protégée avec, par exemple, un hydrocolloïde dont la taille sera légèrement supérieure à la découpe du sparadrap.

RÔLE INFIRMIER

Hormis la pose du dispositif, le rôle de l'infirmière est de créer les conditions favorables à sa réalisation : relation de confiance, prévention de la douleur, environnement adapté...

Elle joue également un rôle relationnel primordial auprès des parents à qui elle doit expliquer le soin (objectif, intérêt, déroulé...). Dans certains cas, elle aura également un rôle éducatif : les parents peuvent être amenés à changer eux-mêmes la sonde gastrique dans le cas de maladie chronique de leur enfant.

Notons également qu'en néonatalogie, l'infirmière doit développer toutes les compétences et savoir-faire nécessaires pour éviter que le nouveau-né ne retire la sonde. Et ce, sans contention...

Oxygénothérapie par lunettes

Fiche 15

1. Principe

L'oxygénothérapie consiste à administrer de l'oxygène à une concentration constante afin d'augmenter le taux d'oxygène inspiré, qui est normalement de 21 %. En utilisant des lunettes, la concentration peut être augmentée jusqu'à 40 %.

En utilisant les lunettes nasales, il est impossible de calculer avec précision le taux d'oxygène qui parvient aux poumons, car ce taux dépend de la ventilation par minute de l'enfant (fréquence respiratoire et volume courant estimés selon le poids). Pour connaître la concentration d'oxygène administrée, il faut donc mesurer la saturation en oxygène à l'aide d'un saturomètre.

L'avantage des lunettes est qu'elles sont généralement bien tolérées par les enfants qui peuvent continuer la majeure partie de leurs activités. Les inconvénients sont l'assèchement et/ou l'irritation de la muqueuse nasale et la facilité avec laquelle les lunettes se délogent.

2. Matériel

- Lunettes adaptées à la taille de l'enfant.
- Humidificateur.
- Débitmètres à oxygène de calibre pédiatrique (0/1 L ou 0/5 L).
- Saturomètres ainsi que des sondes de calibre pédiatrique correspondantes.
- Système de fixation des lunettes sur les joues.

3. Méthode

- Placer les embranchements des lunettes dans chaque narine.
- Diriger le tube de chaque côté du visage à la hauteur des joues, en passant derrière ou devant les oreilles ; le maintenir ensuite en place sous le menton.
- Faire passer le tube sous le gilet ou le pyjama, ou le fixer sur le vêtement de l'enfant de manière à l'empêcher de l'enlever ou tirer dessus.
- Placer un dispositif de fixation sur les joues.
- Remarque : il ne faut jamais passer le tube par-dessus la tête.

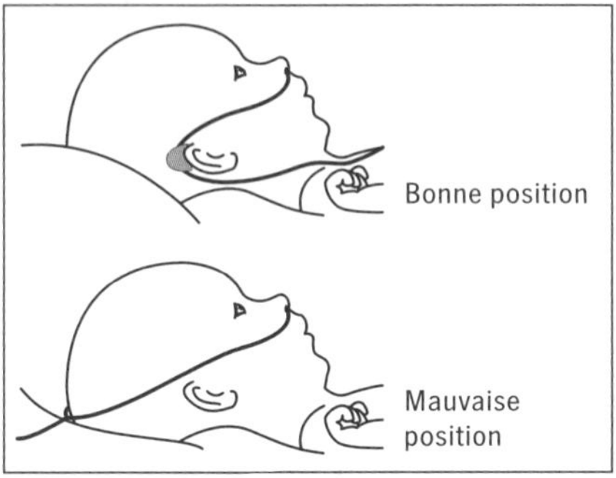

RÔLE INFIRMIER

1. Interventions techniques

L'infirmière doit :
- vérifier l'installation et le fonctionnement de la sonde de saturation ;
- s'assurer que les tubulures d'alimentation en oxygène ne sont pas coudées ;
- vérifier la perméabilité des lunettes nasales toutes les 8 heures ;
- nettoyer les embranchements avec une compresse humide ;
- réévaluer la saturation en oxygène s'il y a eu changement dans le débit d'oxygène si la saturation est encore insuffisante après cette vérification, augmenter légèrement le taux d'oxygène par rapport à la valeur initiale du débit d'oxygène administré ;
- évaluer les éléments suivants : la couleur de la peau, la fréquence respiratoire, le score de Silverman, l'état de conscience.

2. Surveillance

- Assurer une surveillance des paramètres vitaux dans les premières 48 heures.
- Observation et évaluation de l'état respiratoire et général de l'enfant toutes les 15 minutes à 3 reprises, puis toutes les heures. Mesurer la saturation (SpO_2) toutes les heures au début du traitement et, lorsque l'état respiratoire de l'enfant s'est amélioré, 2 fois par jour et en fonction des besoins.
- Humidifier la muqueuse nasale au sérum physiologique, en contrôler l'aspect, dépister les irritations.

Oxygénothérapie par enceinte de Hood

Fiche 16

1. Principe

La cloche de Hood est une enceinte en plastique que l'on place au-dessus de la tête de l'enfant. Un mélange air-oxygène est apporté dans l'enceinte. Lorsque l'étanchéité du dispositif est optimum, la FiO_2 peut atteindre 90 %.

Ce dispositif médical est utilisé auprès des nouveau-nés et des nourrissons. Il présente l'avantage d'être bien toléré par les enfants et d'être peu anxiogène pour les parents. L'inconvénient est la chute rapide et brutale de l'apport en oxygène lorsque l'on soulève la cloche.

Il existe 2 types de dispositif :

- à ventilation assurée par le débit des fluides muraux ;
- à ventilateur Hood dit « à ailettes ».

2. Matériel

- Une source d'air et d'oxygène avec dispositif mélangeur :
  - soit un mélangeur relié aux fluides muraux permettant d'amener un mélange calibré ;
  - soit des débitmètres d'air et d'oxygène reliés par un raccord en « Y ».
- Un analyseur d'oxygène.
- Un humidificateur chauffant.
- Le matériel de surveillance de l'enfant : selon la prescription médicale, saturomètre et/ou moniteur de $TcPO_2$.
- Une enceinte d'oxygénothérapie (Hood) adaptée à la taille de l'enfant.

3. Méthode

L'enfant est installé sur le dos (sur le ventre sur prescription médicale).

Un billot est placé sous les épaules pour positionner la tête en légère extension.

Si besoin, aspirer le nez et la bouche.

Positionner le dispositif au-dessus de la tête jusqu'à l'épaule ou jusqu'à la taille (en fonction de la taille de l'enfant).

4. Déroulement du soin

Deux types d'enceintes sont utilisables impliquant des branchements différents.

4.1. Hood « classique »

4.1.1. Utilisation avec un mélangeur

- Brancher le mélangeur aux fluides muraux.
- Régler le débit souhaité et la FiO_2.

4.1.2. Utilisation de débitmètres d'air et d'oxygène

Les 2 débitmètres sont reliés avec un raccord en « Y ». La composition indicative du mélange est donnée avec des tables spécifiques, ou la formule :
FiO_2 = [débit O_2 + (débit air x 0,21)]/débit total.

4.1.3. Utilisation d'un humidificateur, d'un réchauffeur

Connecter le débitmètre à l'enceinte, en faisant passer les gaz par la cuve de l'humidificateur chauffant.
Ce dernier doit être réglé de façon à ce que la température des gaz à la sortie du réchauffeur soit égale à la température ambiante.
La source de gaz est le seul moyen de ventilation. Pour éviter une rétention de gaz carbonique, le débit total doit être compris, entre 6 et 9 L/min, selon la taille de l'enceinte.

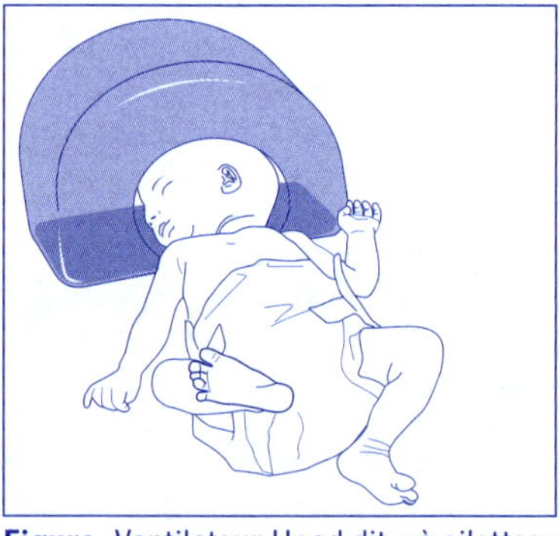
© C.K.

Figure. Ventilateur Hood dit « à ailettes ».

4.2. Hood à « ailettes »

4.2.1. Caractéristiques

Ce modèle particulier d'enceinte permet de n'utiliser qu'une source d'oxygène pur. Il comporte sur le « toit » un ventilateur mécanique (un simple ventilateur de fenêtre) actionné par le seul débit d'oxygène sur les pales.

Le mélange se règle par l'ouverture plus ou moins grande des volets. Le mélange se faisant à partir de l'air ambiant, il est possible, dans une pièce suffisamment humidifiée de se passer d'humidificateur chauffant.

Ce dispositif plus simple est utilisable chez de plus grands enfants (l'enceinte est plus grande).

En revanche, il est plus bruyant, et ne permet pas d'obtenir des $FiO_2 > 0,4$. Le débit d'oxygène est réglé de façon à ce que le ventilateur tourne en permanence (pas trop vite). Le FiO2 est ajusté en ouvrant plus ou moins les volets.

4.2.2. L'analyseur d'oxygène (oxymètre)

Quelles que soient l'installation et la technique, son utilisation est obligatoire.

- Régler les alarmes à plus ou moins 5 % de la FiO_2 prescrite.
- S'assurer de son bon étalonnage et du fonctionnement des alarmes.

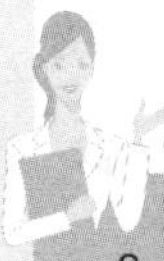

RÔLE INFIRMIER

1. Surveillance

- Surveiller la SPO_2 et/ou $TcPO_2$ selon le rythme prescrit (au moins horaire).
- Surveiller les signes de lutte (score de Silverman).
- Assurer une bonne liberté des voies aériennes, si besoin par des aspirations pharyngées régulières non traumatiques.
- Mesurer les gaz du sang artériels, selon la prescription médicale.
- Surveiller la constance de la FiO_2 (oxymètre).
- Vérifier l'absence de condensation dans le circuit ; au besoin, le purger.
- S'assurer que la température de chauffe est la bonne et que le débit total est suffisant dans l'enceinte.
- Surveiller la constance de l'oxygénothérapie : l'enfant ne doit pas en être sevré, même pour une période courte : s'il est nécessaire de lever l'enceinte de Hood pour un soin, l'oxygénothérapie doit être assurée en mettant à proximité des narines une source d'oxygène.

2. Transmissions

- Indication.
- Prescription (FiO_2).
- Critères de surveillance.

Méthodes d'inhalation par aérosol

Fiche 17

1. Principe

L'aérosol est un dispositif permettant l'inhalation de particules médicamenteuses directement dans les voies respiratoires.
L'inhalation de médicaments a l'avantage de ne pas présenter d'effets indésirables systémiques et de produire une action quasi immédiate.
En fonction du produit utilisé, l'aérosol permet une diminution des réactions inflammatoires, une bronchodilatation et/ou une fluidification des sécrétions. Il favorise ainsi les expectorations.

2. Les différentes méthodes et dispositifs

2.1. Aérosols doseurs ou sprays doseurs

2.1.1. Matériel

Ce sont les flacons pressurisés permettant la pulvérisation en fines gouttelettes de médicament liquide dans la bouche (une bouffée de produit correspondant à une quantité déterminée).

2.1.2. Technique

– Agiter l'appareil.
– Expirer à fond.
– Introduire l'embout de l'appareil dans la bouche (le fond de la cartouche dirigé vers le haut) et serrer les lèvres autour.
– Commencer à inspirer par la bouche, appuyer sur le fond de la cartouche pour déclencher la pulvérisation et poursuivre l'inspiration à fond.
– Retenir sa respiration pendant 10 secondes puis expirer normalement.

Remarque : l'utilisation d'un aérosol doseur nécessite une bonne coordination pression de la main/inspiration. En effet, la délivrance du produit est déclenchée par l'inspiration, même faible, et non par la pression exercée par la main sur la cartouche de médicament.

2.2. Aérosols doseurs avec chambre d'inhalation

2.2.1. Indication

L'enfant de moins de 6 ans, et tout enfant ayant des difficultés à coordonner ses mouvements, pourra prendre son médicament à l'aide d'une chambre d'inhalation (les modèles sont différents selon les fabricants).

2.2.2. Technique

– Adapter la chambre à l'aérosol doseur, fond de la cartouche vers le haut, selon la procédure indiquée, et pulvériser la dose de médicament.
– Appliquer hermétiquement le dispositif sur l'ensemble nez-bouche, faire respirer l'enfant pendant 5 à 10 secondes durant 3 à 4 cycles respiratoires de façon à vider complètement la chambre d'inhalation.

2.3. Inhalateurs de poudre

2.3.1. Définition

Les inhalateurs de poudre ont une action comparable à celle des aérosols doseurs mais sont plus faciles d'utilisation. Ils nécessitent uniquement une inspiration profonde.

2.3.2. Technique

Il faut suivre la procédure (spécifique à chaque médicament) permettant le chargement de la dose. Introduire l'embout dans la bouche, inspirer profondément par la bouche, retenir la respiration quelques secondes puis retirer l'inhalateur.

2.4. Solutions pour aérosol

2.4.1. Définition

Elles sont administrées, généralement en milieu hospitalier, avec un générateur d'aérosol (ou nébuliseur) et ont une action plus efficace que les aérosols doseurs. Ils sont néanmoins moins bien tolérés par les enfants incommodés par l'odeur de certains produits et/ou impressionnés par le masque et le bruit du dispositif.

2.4.2. Technique

On applique sur le visage de l'enfant un masque nasobuccal fixé sur un flacon contenant le médicament prescrit et relié par une tubulure à un manomètre et une source d'air. L'enfant doit inspirer par le nez et expirer par la bouche pendant 5 à 15 minutes.

RÔLE INFIRMIER

L'aérosol est plutôt bien accepté par les parents et les enfants en âge de comprendre et de trouver un intérêt au soin.
Le soin est plus difficile chez les enfants en bas âge et les nourrissons. Ces derniers peuvent être apeurés par le masque qui recouvre leur visage et le débit du gaz qui leur est imposé. Il faut alors trouver les moyens de le lui faire accepter. Montrer le soin sur soi ou sur les parents peut aider. Chez les plus petits, installer l'enfant dans les bras, approcher le masque doucement (sans utiliser l'élastique de maintien) et l'augmentation progressive du gaz peut faciliter le soin. Comme pour tout geste, l'environnement devra être approprié à l'approche de l'enfant : calme, chants, musique...

Aide à la ponction lombaire (PL)

Fiche 18

1. Principe

C'est un soin médical qui peut être réalisé en urgence en cas de suspicion de méningite. La ponction lombaire consiste en un prélèvement de liquide céphalorachidien (LCR) dans l'espace sous-arachnoïdien, au niveau de l'espace L4-L5 ou L3-L4, niveau où il n'y a plus de moelle épinière. C'est un soin particulièrement anxiogène pour les enfants, du fait, notamment, de sa localisation : l'enfant ne peut voir ce qu'on lui fait. Sans prémédication, ce geste s'avère particulièrement douloureux.

2. Contre-indications

Les contre-indications à la PL sont les suivantes :
- hypertension artérielle intracrânienne (hydrocéphalie ou processus expansif) ;
- compression médullaire ;
- traitement anticoagulant ;
- troubles de l'hémostase ;
- infection locale (risque de dissémination).

3. Technique

- Pratiquée avec une aiguille à PL avec mandrin (taille en fonction de la corpulence du patient).
- Liquide recueilli stérilement dans des tubes secs (une dizaine de gouttes par tube).
- Prélèvement sanguin systématique pour glycémie.
- Prélèvement envoyé immédiatement au laboratoire (les germes se négativent vite).

L'analyse du LCR comprend :
- 1 examen bactériologique ;
- 1 examen cytologique ;
- 1 examen biochimique ;
- 1 électrophorèse des protides (EPP) ;
- 1 virologie ou bactériologie spécifique ;
- une recherche de cellules tumorales.

4. Préparation

4.1. Préparation du matériel

- De quoi nettoyer et désinfecter la peau.
- Plusieurs aiguilles à PL dont les tailles sont choisies par le médecin.
- Matériel stérile : masques, gants stériles, champs, protection.
- Tubes stériles (nombre selon l'ordonnance).
- Bons d'examen remplis, étiquettes du patient.
- Pansement stérile, le plus plat possible, transparent, pour faciliter la surveillance locale.
- Matériel pour prélever la glycémie.
- Poubelle et conteneur à aiguilles.

4.2. Préparation de l'enfant

Une heure et demie avant la ponction lombaire :
- appliquer la crème Emla® sur la colonne vertébrale au niveau d'un plan passant par les épines iliaques ;
- possibilité d'utiliser le MEOPA sur prescription médicale.
- Mesurer les constantes (pulsations cardiaques, PA, température).
- Installer le matériel pour la ponction lombaire.
- Lavage des mains antiseptique.

Installer l'enfant :
- en position assise pour les enfants capables de tenir cette position : au bord du lit, jambes pendantes, pieds calés, un oreiller sur l'abdomen, dos bien rond ; lui demander de creuser l'abdomen ;

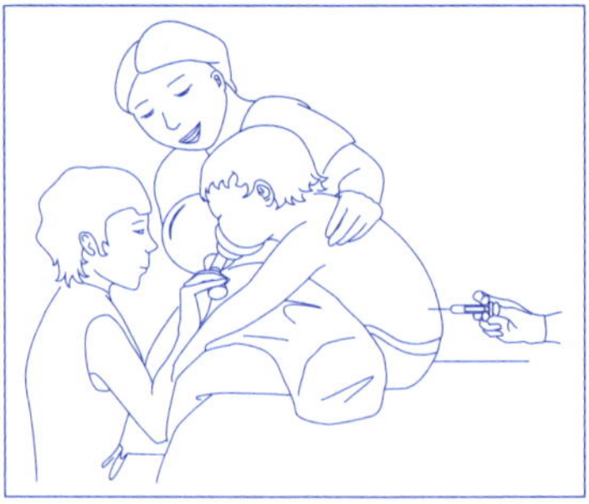
© C.K.

– en décubitus latéral pour les enfants plus jeunes, par choix de l'intéressé ou par obligation médicale : le sujet est en position dite « en chien de fusil » ;
– enlever la crème Emla®.

Le médecin procède à la ponction.

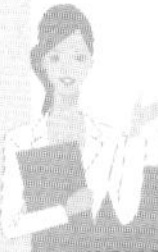

RÔLE INFIRMIER

L'infirmière a un rôle prépondérant dans la préparation psychologique de l'enfant et de ses parents, ainsi que dans le dépistage et la prévention de la douleur.

Comme pour tout soin invasif, il convient de l'expliquer, d'en faire la démonstration à l'enfant et à ses parents. Plus ils visualiseront et comprendront, moins ils appréhenderont le soin.

Pendant le soin, l'infirmière poursuit le soin relationnel et/ou aide le médecin.

Afin d'éviter les céphalées qui peuvent survenir après une ponction lombaire, il est ensuite nécessaire d'expliquer à la famille les précautions à prendre :
- le garder couché à plat plusieurs heures (éviter tout lever précoce) ;
- l'hydrater (prévoir une paille pour respecter le décubitus) ;
- administrer les antalgiques prescrits.

Myélogramme

Fiche 19

1. Principe

Chez l'enfant, il s'agit d'un prélèvement de moelle osseuse au niveau de la crête iliaque postérieure.

Chez le bébé, il se fait au niveau du plateau tibial.

– Vérifier, le jour de l'examen, si la formule sanguine, la numération globulaire et le bilan de coagulation ont été faits et vérifiés par le médecin.

– Appliquer la crème Emla®.

– Préparer le matériel pour faire le myélogramme sous Entonox®.

– Vérifier le circuit d'oxygène, le matériel nécessaire à l'aspiration et les sondes adaptées à l'âge de l'enfant.

2. Matériel

– 1 champ stérile.

– 1 plateau paroi.

– Du sérum physiologique.

– Des compresses stériles.

– 2 petites cupules : une pour l'antiseptique, l'autre pour l'antiseptique dermique.

– 2 seringues de 20 mL.

– 2 aiguilles à ponction lombaire courtes ou trocarts de Mallarmé adaptés à l'âge de l'enfant.

– 1 paire de gants stériles.

– Des lames dégraissées avec du papier pelure.

– 1 pansement adhésif hypoallergénique.

– Si un typage lymphocytaire est demandé, prévoir 1 seringue de 10 mL contenant 1 mL d'héparine (5 000 UI).

3. Installation de l'enfant

Il est allongé sur le ventre et un billot (2 draps roulés) est glissé sous lui au niveau du bassin.

4. Réalisation

– Enlever le pansement adhésif et essuyer le surplus de crème Emla®.
– Se laver les mains.
– Nettoyer la peau avec l'antiseptique dermique.
– Rincer la peau au sérum physiologique puis la sécher.
– Procéder à l'inhalation de l'Entonox®.
– Ouvrir le champ stérile et le déposer sur un plan de travail nettoyé, désinfecté.
– Déposer sur ce champ les gants, les compresses, les trocarts, les seringues.
– Servir le médecin qui pratique l'asepsie du point de ponction avec un antiseptique dermique.
– Tenir l'enfant.

Le médecin effectue les différents prélèvements et étale une goutte de moelle sur les lames.

Ces dernières sont agitées à l'air pour qu'elles sèchent rapidement. Puis elles sont enveloppées dans un papier pelure.

– Étiqueter les lames d'examen et faire remplir le bon de laboratoire avec les renseignements cliniques utiles pour le médecin.
– Porter ou faire porter les prélèvements rapidement.

5. Surveillance

– S'assurer :
– de l'efficacité du pansement compressif placé sur le point de ponction ;
– de l'état de l'enfant après l'anesthésie. L'enfant doit avoir retrouvé toutes ses capacités.
– Noter l'examen dans le dossier de soins.
– Enlever le pansement 24 heures après l'examen.

La ventilation artificielle (notions)

Fiche 20

1. Principe

La ventilation artificielle consiste en une suppléance de la fonction respiratoire. Elle peut être invasive (sur sonde d'intubation trachéale ou trachéotomie) ou non invasive (sur canules, au masque ou au casque), continue ou discontinue.

Il existe 4 grands modes de ventilation.

Ventilation artificielle contrôlée (VAC)	Le respirateur compense complètement la ventilation. Il impose des pressions, un volume et une fréquence. L'enfant ne peut pas effectuer de cycles respiratoires.
Ventilation par oscillation haute fréquence (OHF)	Le respirateur insuffle à haute fréquence un volume courant déterminé. Il n'y a pas d'alternance d'insufflation et d'expiration. Cliniquement, il n'y a donc pas de mouvement thoracique mais les vibrations perceptibles à l'œil nu et au toucher. Ce mode de ventilation limite les barotraumatismes alvéolaires. Il est généralement utilisé en cas d'échec de la VAC.
Ventilation artificielle contrôlée intermittente (VACI)	Le respirateur impose un minimum de ventilation mais l'enfant peut réaliser des cycles respiratoires.
Pression expiratoire positive (VS-PEP)	L'enfant ventile seul. Le respirateur n'insuffle qu'une pression continue positive. Ce mode de ventilation est réalisé au masque. Il permet d'éviter que les alvéoles ne se collabent en fin d'expiration.

2. Matériel

Il existe différentes marques et modèles de respirateur. L'ensemble du dispositif est dans tous les cas composé du respirateur, d'un circuit à usage unique et d'un réchauffeur-humificateur. L'appareil dispose d'un écran de contrôle à partir duquel le médecin programme les différents paramètres de ventilation et les alarmes. Le circuit permet d'acheminer les gaz médicaux, réchauffés et humidifiés, à l'enfant.

Pour les enfants intubés ou trachéotomisés, une sonde d'aspiration en système clos peut être ajoutée en parallèle du circuit de ventilation. Ce dispositif permet d'aspirer les sécrétions trachéales sans désadapter le respirateur.

RÔLE INFIRMIER

De son rôle propre, l'infirmière surveille et prévient l'apparition d'escarre de l'aile du nez chez les enfants intubés, elle assure les soins liés à la présence du dispositif de ventilation (fixations, humidification des muqueuses, effleurage du nez et/ou du visage...). En fonction des besoins de l'enfant, elle pratique les aspirations des sécrétions trachéales, nasales et buccales.

Sur le plan technique, les réglages des paramètres du respirateur relèvent du rôle médical. Sur prescription médicale, l'infirmière est responsable des soins et surveillance relative à la ventilation. En fonction du protocole du service, elle doit vérifier le fonctionnement de l'ensemble du dispositif (respirateur, réchauffeur-humidificateur, circuit, condensation...).

En lien avec la compétence 1, l'infirmière est responsable de l'évaluation de la douleur et du confort de l'enfant ventilé. Une ventilation invasive doit toujours être associée à une sédation (sauf lorsque l'objectif est justement d'extuber l'enfant). Dans le cas contraire, l'opposition réflexe aux pressions majore le risque de barotraumatismes et expose au pneumothorax. Hormis ces affections iatrogènes, l'absence de sédation adaptée génèrera de toute façon un inconfort, une douleur et/ou une anxiété majeure.

Auprès du nouveau-né, l'évaluation de l'adaptation de l'enfant à la ventilation se fait *via* le score de Silverman (également utilisé pour évaluer l'importance d'une détresse respiratoire). Cette cotation complète l'évaluation de la douleur.

Sur le plan relationnel, l'infirmière a un rôle prépondérant auprès des parents, souvent impressionnés par l'environnement visuel et sonore de leur enfant. En fonction de leur besoin, il convient donc de le leur expliquer, notamment en donnant du sens aux alarmes sonores qui peuvent se déclencher.

ANNEXE

Exemple de prise en charge d'un patient en pédiatrie

1. SITUATION : PAUL HOSPITALISÉ EN PÉDIATRIE GÉNÉRALE POUR UNE BRONCHIOLITE

Paul, 3 mois, est le 3e enfant de la famille. Sa mère, fleuriste, vient de reprendre son activité professionnelle mais allaite toujours son enfant au sein. Le père de Paul est professeur des écoles. Les 2 autres enfants ont 4 et 7 ans. Paul et ses parents se présentent aux urgences pédiatriques pour un ensemble de manifestations : fatigue, pleurs, irritabilité, perte d'appétit, toux avec vomissements, rhinorrhée persistante. Les parents se disent exténués et anxieux. L'infirmière d'accueil et d'orientation prend connaissance du carnet de santé de Paul. Compte tenu de son âge et des signes évoqués par ses parents, le nourrisson est admis en priorité.

Une infirmière-puéricultrice (IPDE) accompagne la famille dans une salle de consultation. Elle propose à la mère de déshabiller son fils sur la table d'examen et de le peser : la balance affiche 4,7 kg (dans le carnet de santé, la dernière pesée, datée de 10 jours, était égale à 5 kg). Tout en échangeant avec les parents et leur enfant, elle observe l'état général et le comportement de Paul. Ce dernier a les yeux larmoyants et des cernes, il regarde autour de lui en fronçant les sourcils, il ne fait aucun sourire, il appréhende le contact mais se calme rapidement au son de la voix ou au toucher. L'IPDE note un tirage intercostal et un battement des ailes du nez modérés. Elle mesure les paramètres vitaux de Paul :

- TA = 70/42 cmHg ;
- FC = 140/min ;
- FR = 32/min ;
- Température transtympanique = 37,4 °C ;
- SpO_2 = 90 %.

Un interne de 3e année se présente. Il prend connaissance des informations transmises par l'IPDE puis examine Paul. L'auscultation révèle un encombrement bronchique important. Des sécrétions nasales claires, épaisses et collantes sont observées. L'IPDE procède à une aspiration nasopharyngée.

Compte tenu du tableau clinique, le médecin décide d'hospitaliser Paul en pédiatrie générale et prescrit :
- un ECBC avec recherche de VRS ;
- un bilan sanguin veineux (NFS, CRP, VS, ionogramme, gaz du sang) ;
- Oxygénothérapie aux lunettes à 0,5 L/min.

Paul et ses parents sont accueillis en pédiatrie. L'enfant bénéficie de précautions complémentaires d'hygiène de type gouttelettes conformément au protocole validé par le CLIN. Ces mesures sont expliquées aux parents par l'infirmière référente de l'enfant. Cette dernière installe Paul en proclive et, aux vues des sécrétions nasales, réalise une nouvelle aspiration nasopharyngée. De la kinésithérapie respiratoire est prévue à partir du lendemain matin. La désobstruction des voies aériennes associée à l'oxygénothérapie aboutit à une amélioration de la ventilation se manifestant par une SpO_2 à 95 % sous 0,5 L/min. Il ne présente plus de tirage intercostal, seul un battement des ailes du nez modéré et intermittent peut être observé. Après quelques pleurs et un câlin dans les bras de sa mère, Paul parvient à s'endormir. Ses paramètres vitaux sont alors :
- TA = 73/45 cmHg ;
- FC = 110/min ;
- FR = 25/min ;
- SpO_2 = 95 % ;
- température transtympanique = 37,4 °C.

Demeurant à une dizaine de kilomètres de l'hôpital, les parents se sont organisés pour assurer une présence quasi continue auprès de Paul : Sa mère viendra de 9 h à 16 h et de 19 h à 7h30 (un lit accompagnant a été installé dans la chambre). C'est elle qui assurera les soins d'hygiène. Son mari sera présent de 17 h à 18 h. Il retournera ensuite à la maison pour s'occuper du dîner et du coucher des 2 aînées.

2. PRISE EN CHARGE

2.1. Concepts à mobiliser

- Accueil.
- Attachement.
- Besoins.
- Bientraitance.
- Douleur.
- Famille.
- Fatigue.
- Maladie.
- Soins infirmiers.

2.2. Savoir à mobiliser

- Législation professionnelle : article R. 4311-1 à R. 4311-15 du Code de la santé publique.
- Législation relative à l'hospitalisation des enfants : charte de l'enfant hospitalisé.
- Législation relative au carnet de santé : articles L 2132-1 du Code de la santé publique.
- Mesures standards et complémentaires d'hygiène.
- Développement physique et psychologique de l'enfant.
- Allaitement maternel.
- Paramètres vitaux du nourrisson.
- Examens et normes biologiques.
- Évaluation et prévention de la douleur du nouveau-né.
- Évaluation du score de Silverman.
- Calcul du pourcentage de perte de poids.
- Bronchiolite.
- Infection à VRS.
- Installation en proclive.
- Désobstruction rhinopharyngée.
- Aspiration nasopharyngée.
- Prélèvement veineux périphérique.
- Pose de lunettes d'oxygénothérapie.
- Surveillance et soins d'un enfant sous oxygène.
- Réalisation d'un ECBC.

Création de la maquette et mise en pages : Christelle Defretin

Achévé d'imprimer en mars 2016
par l'imprimerie Bietlot-Duculot
N° d'édition : 2016_1129
Dépot légal : février 2014

Imprimé en Belgique

Collection *Réussir en IFSI*

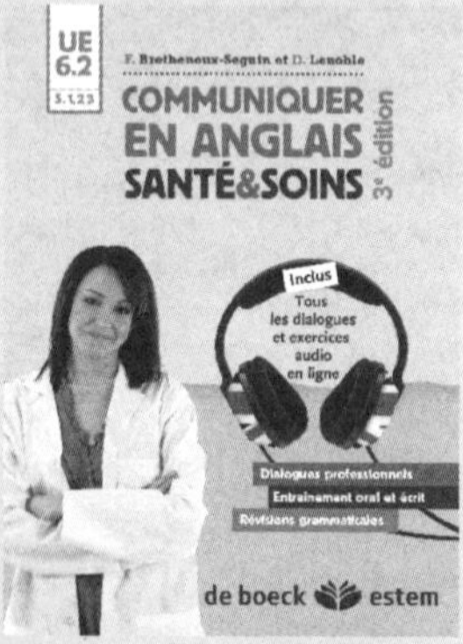

Communiquer en anglais
Santé & soins
UE 6.2 semestres 1, 2, 3

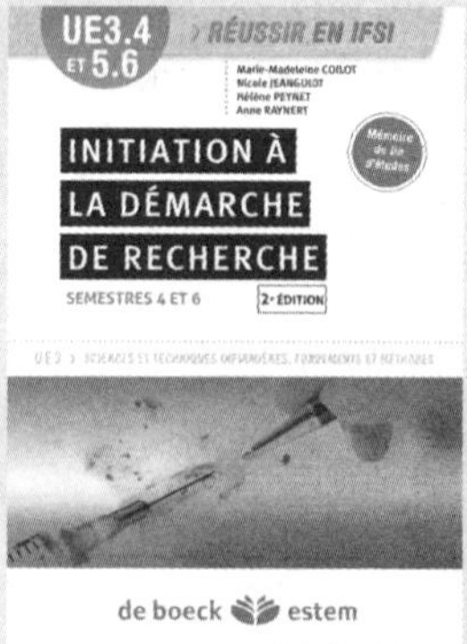

Initiation à la démarche
de recherche
UE 3.4 et 5.6

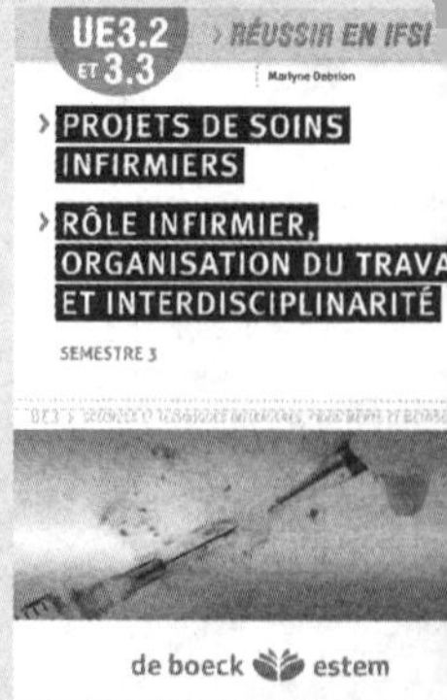

Projet de soins infirmie
UE 3.2 et 3.3

- L'analyse et le résumé d'un article de recherche
UE 3.4 - semestre 4
M. Dabrion

- Anglais - Réussir les évaluations
UE 6.2 - semestres 3,4,5 et 6
A.L Kieffer, A. Pinchaud

- Communicating in English - Healthcare
UE 6.2 - semestres 1, 2, 3
F. Brethenoux-Seguin

- Législation, éthique, déontologie
UE. 1.3 - semestres 1 et 4
K. Bréhaux

- Processus psychopathologiques
UE 2.6 - semestre 2
M. Mazoyer

- Encadrement des professionnels de sc
UE 3.5 - semestre 4
Soins éducatifs et formation des professionnels et stagiaires
UE 5.4 - semestre 4
I. Bayle

- Soins relationnels
UE 4.2 - semestres 2 et 3
M. Dabrion

- Cycles de la vie et grandes fonctions
UE 2.2 - semestre 1
C. Favro